為什麼開心時會「手舞足蹈」？生氣時會「捶胸頓足」？「藉酒澆愁」為什麼會「愁更愁」？

成語中的養生智慧

品味成語之美，解讀養生之道

中醫名家、中國各大熱門養生節目專家 王鳳岐 著

呂文智中醫診所院長 呂文智 好評推薦

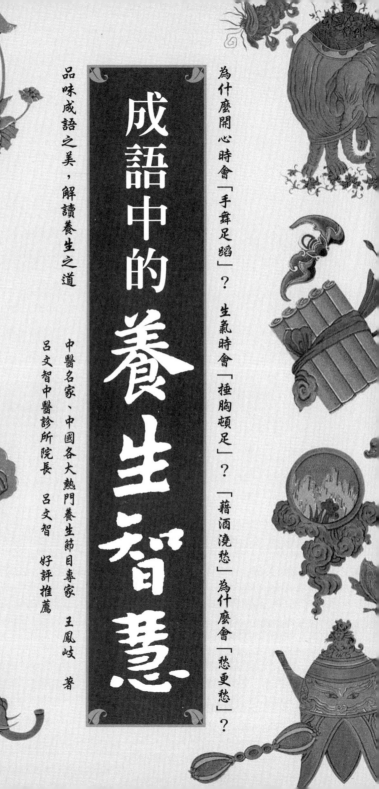

推薦序 現代養生心法——人人需要的養生雞湯

呂文智中醫診所院長
台北市中醫師公會常務監事
中華民國傳統醫學會理事
中華民國抗衰老醫學會理事
東吳大學中國文學系碩士

呂文智

這本書太棒了！運用漢字成語，將中醫五臟六腑十二官的醫學理論與臨床應用，用深入淺出的筆法，條理分明，淋漓詳述，不管專業人士，或社會大眾在生活上都非常實用，不論是身體調養，或心靈調適都能獲得很好的效果。

中國文字之美在於蘊含隱義，遣字簡潔卻意境優遠，其中尤以「四字成語」常被文章稱道，不流於世俗繁縟，或只重文采而流於空洞內容，實為傳統文化精粹之一。古之醫家多為儒生，博通古今，碩學鴻儒，上治經術，下治百家，又世有「不為良相，則為良醫」之說，今見王鳳岐大夫，腹笥經綸，飽覽群書，學識淵博，且中醫醫術造詣深厚，學術更能出而合轍的運用，將有關中醫的成語，用理法方藥、導引吐納、鍼灸膏摩、藥膳食療、運動功法，包括修心養性、心平氣和等方法，強調「生理的健康是不生病，心理的健康是放得下」的理念，希望透過日常所見的「四字成語」強化養生觀念，進而推廣中醫醫學。

書中提及五臟六腑之氣，太過與不及都會影響身體虛實，甚至連作夢意境都能為醫學臨床之判斷，如書中所載：夢見高興的事，當為心氣過旺；夢見傷心的事，則肺氣過盛；夢見與別人拌嘴吵架或生大氣，當為肝氣過盛；夢見唱歌聽音樂，或重複白天未完的工作，則脾氣過盛；經常做噩夢，被人追殺、被野獸撕咬，就是腎出問題。又夢見著火、救火、燒烤、焚燒之事，是邪氣入心；夢見與人廝殺、鮮血淋漓的場面，是邪氣入肺；夢見大片森林，是邪氣入肝現象；夢見掉到河裡，被水淹、被水圍困，是邪氣入腎的景象；夢見丘陵土地、土石流、房屋倒塌，是邪氣入脾。我行醫二十年之久，也未思及「夢診」病情用藥，實為棒喝提攜，日後更當多元參考，期醫術更加精進，除注重自我養生之外，更能造福病人，則王大夫之功大矣！

作者序　由文化精粹，體現中醫世界的藝術之美

中國著名中醫內科專家
中醫泰斗秦伯未嫡傳弟子
北京中醫藥大學附屬東方醫院教授
北京太申祥和太醫館館長、中醫之家協會總幹事
中央電視台、北京電視台養生節目主講專家
王凤岐

記得央視曾播放過一個紀錄片，講的是一名德國醫生原先在美國加州學習中醫，後來不遠萬里來到中國，專心鑽研中醫經典。他不僅能說一口流利的漢語，還可以寫一手漂亮的繁體字，他的古文水準甚至連一些國人都自歎不如。有人曾問他為何如此癡迷中華文化，他回答說，只有學好中醫古文經典，才能理解中醫的思維方式。

這個德國人的話，讓我感到欣慰，同時又讓我為之動容。中醫與中華傳統文化有著密不可分的關係，而漢字作為文化的載體，在其中所起的作用就更不可小覷了。

漢字是世界上最古老的文字之一。昔倉頡造字之時，象形會意，揭示宇宙真相，據說字成之日，天地為之震動，下起了「粟雨」。漢字與其他文字不同，既有形、有聲，又有意，很少有一種文字可以將文化演繹得如此豐富。就拿「醫」這個字來說，醫的古體字有兩種寫法，一種是「醫」，一種是「毉」，這兩種寫法的上半部分是相同的，只是下半部分一個是「酉」，一個是「巫」。我們先來看第一種寫法，「醫」由医、殳、酉三部分組成。《說文解字》對此的解釋是：「治病工也。殹，惡姿也；醫之性然。得酒而使，從酉。王育說。一曰殹，病聲。酒所以治病也。《周禮》有醫酒。古者巫彭初作醫。」根據許慎對「醫」的定義，「殹」的主體即指醫生。那什麼是「惡姿」呢？就是不文雅的姿勢。遠古時期，我們的祖先認為疾病不是自然原因導致的，而是由看不見的神秘力量所引起的，也就是我們所說的「鬼神」，所以想要使病人痊癒，除了湯藥，還得在病人身上又推又壓，企圖將附身的病魔驅逐於體外。這個過程，也就是民俗所說的「跳大神」，祛病的人手拿信符，又蹦又跳，見過的人都知道姿勢相當的不雅，所以我們的祖先才稱其為「惡姿」。而「醫」寫作「毉」也與此有關。《說文解字》就解釋說：「巫，祝也。女能事無形，以舞降神者也。象人兩褎，舞形，與工同意。古者巫咸初作巫，凡巫之屬皆從巫。」所以古代的「醫」可以稱為「巫醫」，兩者的聯繫是十分密切的。

「酉」怎麼解釋呢？《說文解字》對此的解釋為「就也。八月黍成，可為酎酒。象古文酉之形。凡酉之屬皆從酉。」從這段文字可以看出，「酉」與「酒」相通。我們現在喝酒只當它是一種飲品，但在古人眼裡，它是用來治病的。《漢書．食貨志》就說：「酒，百藥之長，嘉會之好。」酒有行氣血的功效，所以古人經常用它來治病，至今，許多藥物仍是以酒為藥引的，為的也是借酒力以行藥效。「醫」字下有「酉」字，也代表治癒頑疾，疾病治好了，自然就是「醫」。由此可見，一個字裡面包含的學問是很大的，而一般人學習，不求甚解，也就無法真正領會到其中的奧妙了。

說到漢字，又不能不提到成語，成語可以說是漢語的精華了，短短幾個字，便濃縮了無盡的意義，比如萬千情絲鬱於胸中，無法表達，無人理解，真是「愁腸百結」！傷心至極，痛不欲生時，又難免「捶胸頓足」；雖有「可上九天攬月，可下五洋捉鱉」的雄心壯志，卻也少不了「腳踏實地」，否則只能「顧影自憐」、「黯自神傷」，如此種種，不勝枚舉，讀書之人多半「好讀書不求甚解」。

中醫若想發揚光大，也得從這小小的方塊字做起，這一撇一捺雖然簡單，其中卻是包含乾坤的，無論是養生知識的普及，還是中醫文化的傳承，漢字都功不可沒。雖然筆者能力有限，卻想藉這濃縮的精粹，探尋通往中醫神聖殿堂的門徑，至於能窺得其中多少奧秘，全憑各自的修為了！

目次

第二輯

肺，相傅之官，治節出焉

第三輯

第四輯

第五輯

腎，作強之官，技巧出焉 181

第八輯 腳，人體起點，健康重點 303

第一輯

心

君主之官，神明出焉

心靈手巧

心曠神怡

觸目驚心

昂首闊步

捶胸頓足

病入膏肓

痛心絕氣

心神不安

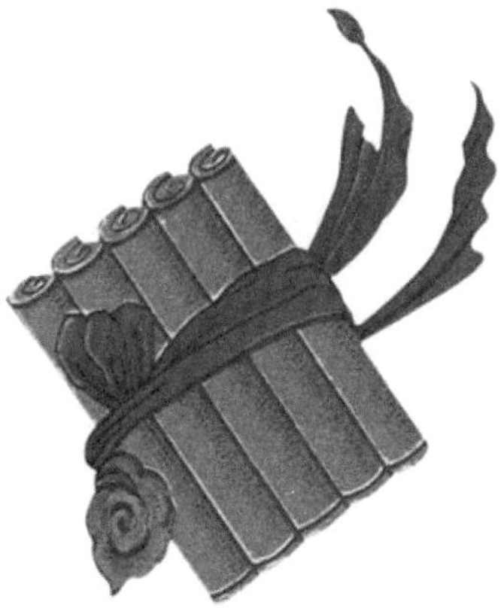

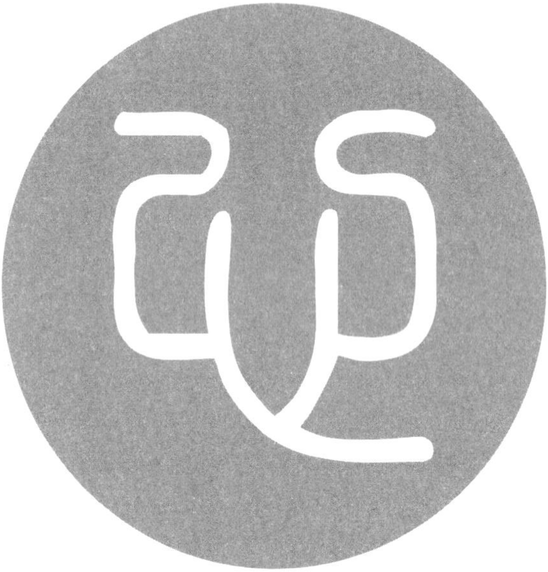

【心靈手巧】

手絕不單單是用來「養眼」的。我們常說一個詞——心靈手巧，可見，手與人的智慧或多或少有著某些關聯。

「迢迢牽牛星，皎皎河漢女。纖纖擢素手，札札弄機杼。終日不成章，泣涕零如雨。河漢清且淺，相去復幾許。盈盈一水間，脈脈不得語。」素手、機杼、泣涕、脈脈，把一對相愛卻難相守的戀人的痛苦和無奈淋漓盡致地勾勒出來了，讓人讀了，不禁黯然落淚。

「素手」形容手之潔白，多用於女子。有人說，手是女人的第二張臉，正因為如此，護手霜、美甲店等才層出不窮。不過，人們往往只重視手的外觀，卻忽視了它的內在含義。

手有什麼內在含義呢？它的含義可大著呢！中醫就有專門的「手診」，一位高明的醫師通過對手的觀察就可以判斷出他的健康狀況，由此可見，手絕不是單單用來「養眼」的，我們常說一個詞——心靈手巧，可見，手與人的智慧也或多或少有著某些關聯。

中國有句俗話，叫「麻雀雖小，五臟俱全」，手也是如此。從經絡的角度來講，六條經絡都經過手部。咱們先從拇指說起。拇指走的是哪條經絡呢？是肺經，肺經經穴起於中府，終於少商，而少商就位於拇指內側指甲的旁邊。肺在五臟中有「相傅」的美譽，相傅就是宰相，為百官之長，所以肺可以「朝百脈」。大家知道，你去中醫院看病，醫生會給你診脈，他的手按的那個位置，就是肺經上的一個穴位，叫太淵，因為「肺朝百脈」，所以才會「脈會太淵」，通過這一個穴位，就可以知道全身的狀況。另外，如用四指握拳，用拇指的指根部位相互摩擦，可以達到預防感冒的效果，原因在於這樣可以刺激肺經，而肺是主皮毛的，皮毛堅固，寒邪就無法入侵，我們也就不會輕易感冒了。如果你的拇指經常感到麻木，這也提示你肺經出問題了；如果拇指指根發青，說明肺裡有寒。

接著是食指。食指的指甲內側有一個穴位叫商陽，它是大腸經的起始穴，掐按這個穴位，有很好的通便效果。或者用食指輕輕按揉迎香穴，為何非要強調用食指呢？

因為這樣可以刺激到大腸經的起點和終點，大腸經起點是商陽，終點是迎香，這樣就可以將整條經絡的氣血調動起來，不僅能通便，還能治鼻炎，防治感冒的效果也不錯。

然後就是中指了。中指走的是心包經，如果說心是「君主」，那心包就是「御前侍衛」了，它的作用就是「代君受過」，保護「君主」不受外邪的侵犯。生活中，有

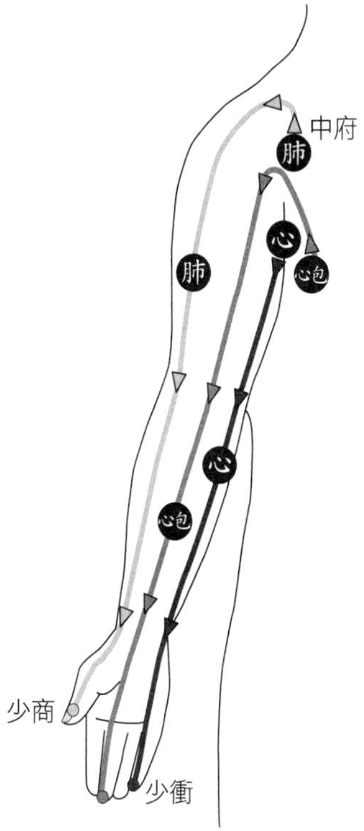

圖一　手三陰經：

肺經、心包經、心經

些心臟病患者經常感到中指麻木，這說明心臟病還不嚴重，病邪只是侵犯了心包而已；如果哪一天小指麻木，就說明病邪已經突破心包，到達心臟了，因為小指走的是心經，這種心臟病就比較嚴重了。

無名指走的是三焦經。為何取名為「無名」呢？三焦在人體中是「孤府」，之所

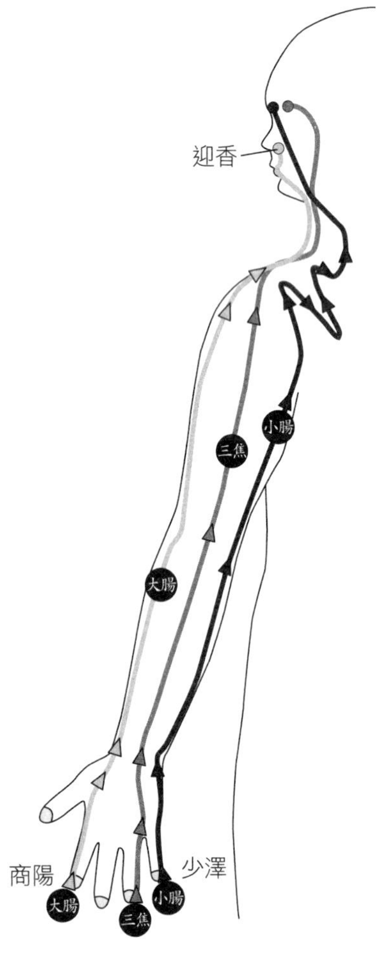

圖二　手三陽經：
大腸經、三焦包經、小腸經

以「孤」，是因為它太大了，五臟六腑全部容於其間，沒有單獨的臟腑與它相匹配；也有人認為三焦經不可名狀，沒有具體的形態，恰似無父無母、無名無姓的「孤兒」，而它的起始穴又正好在第四指上，所以此指便稱為「無名」了。還有，將戒指戴在無名指上有保健的效果，因為把戒指戴在那兒，正好刺激到三焦經，三焦通百脈，這樣人就不易得病。

最後就是小指了，別看它的個頭小，排名末，肩負的責任可不少，因為其他四指一指只走一條經脈，而它的上面卻循行著兩條經脈——心經和小腸經。心經走的是小指的內側，即靠近無名指的這一側；小腸經走的是小指的外側。只不過心經是止於此處的少沖穴，而小腸經則是起於此處的少澤穴，心經與小腸經的關係，與肝、膽的關係一樣，是相表裡的。

五指連接著五臟，而五臟又受「君主」心的控制，這也就是我們所說的「十指連心」了，古代有一種刑罰叫「拶子」，就是一種專門用來夾手指的刑具，被施刑的人通常痛苦不堪，原因就在於施刑的人通過摧殘犯人的手來折磨他的內心。

同樣，通過對手指的鍛煉，也可以使人變得靈巧起來，因為手指經常運動，循行的經絡就會通暢，心的供血就會足，「心主神明」，人也就更聰明。所以說孩子從小就要培養動手能力，不要死讀書，死讀書鍛煉的只是記憶力，而動手鍛煉的才是智慧。

不僅是孩子，老年人多動手也有好處，可以降低老年癡呆的發病率。老年人閒暇之時可以織織毛衣，做做針線活；或是拿兩個核桃放在手心裡旋轉，十指相對著敲打，都可以達到鍛煉手指靈活度的效果。

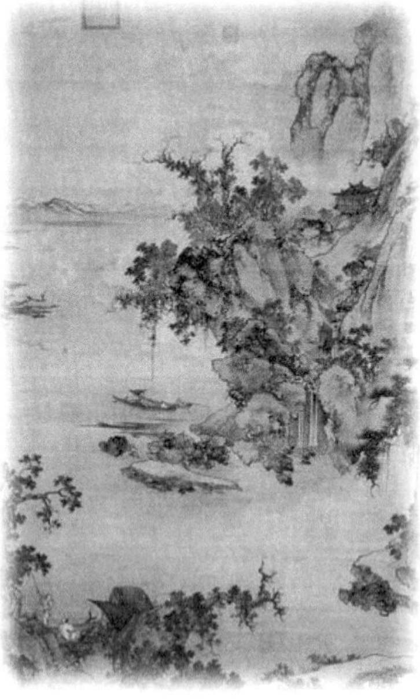

【心曠神怡】

有個成語，叫「心曠神怡」，「曠」是開闊的意思，「怡」是愉悅，也就是說只有心境開闊，精神才會愉悅。

《紅樓夢》第十七回中講道：大觀園已經落成，賈政帶著眾賓客賞園。剛入園門，但見一帶翠嶂擋在眾人面前，便令眾清客題詩。有的說該叫「疊翠」，有的說「錦嶂」好，還有的說該叫「賽香爐」，只有寶玉說了「曲徑通幽」四字，想如不是這一山以障目，園中之景便可悉入目中，那時便當真無趣了。所以「通幽」的必是「曲徑」，方才有味道！

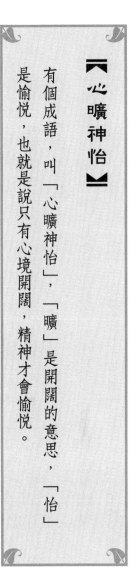

從這裡可以看出中國文化的一個特點——含蓄，它就像一杯茶，你得細細地品，如此方可嘗出其中滋味！

咱們就拿「臟腑」這兩個字來說，裡面包含的學問就是很大的。「臟」古作

「藏」，怎麼解釋呢？臟腑不是裸露於外表，而是藏於體內的，這是「藏」的第一個意思；臟腑還有一個功效，就是貯藏精氣。中醫認為人體的精微物質是藏於五臟的，正如《黃帝內經．素問．五臟別論》所言：「所謂五臟者，藏精氣而不瀉也，故滿而不能實。」這是它的第二個意思，因為「藏而不瀉」，所以它是「實心」的，像心、肝、脾、肺、腎都是這個特點。

再來看「腑」，古代作「府」，是府第、府庫的意思。凡是「府」，都是空的，不然就沒法住人、裝東西。人體的「腑」也是這個特點，它們多為中空的器官，像膽、大腸、小腸、膀胱、胃等。

關於臟腑的形成，中醫認為是氣化的結果，也就是說它本來是一團「氣」，這團氣化成了實體，進而形成了五臟六腑。所以你看臟腑虛的時候往往先是氣虛，氣衰了，形才會慢慢地衰。比如一個人總是處於一種悲傷的狀態，那麼他體內的氣機就會放緩、衰弱，慢慢地他的生理上就會出現一系列的反應，比如臉色蒼白、咳嗽、吐血，這時他已經傷到肺臟了。

那麼誰統領這個「氣」呢？就是神了。一說神，大家都會想到心，「心藏神」嘛！其實不只是心，五臟皆可藏神，故中醫有「五神」之說，即心藏神，肺藏魄，肝藏魂，脾藏意，腎藏志。有人經常把「五神」與「五志」相混淆，五志指的是怒、喜、思、憂（悲）、恐（驚），其中憂與悲情感相似，所以合二為一；驚亦有恐懼之意，所以歸於恐。五志更多是指人的情緒，比「五神」的層次稍微低一些，但都屬於「神」的範疇，所以常「神志」並稱，比如「神志不清」、「神志恍惚」等。

雖說有「五神」，但這五神也是有人來領導的，擔當這個重任的就是心。正如張景岳《類經》中所說：「人身之神，唯心所主。」神是以形為物質基礎的，這裡的「形」自然就指五臟了，也就是說，有了肝才有了魂，有了腎才有了志；反之，臟腑出了問題，它所有的「神」也就不存在了。

但從作用上來說，神又主宰著形，神滅了，形體也就只是一具空殼，沒有任何意義了，所以中醫才有「得神者昌，失神者亡」之說。正因為如此，中醫一向強調對神的保養。古代有種療法，叫「祝由」（或簡稱「祝」）。《黃帝內經・靈樞・賊風》：「黃帝曰：『其祝而已者，其故何也？』岐伯曰：『先巫者，因知百病之勝，先知其病之所從生者，可祝而已也。』」這裡的「祝」即是祝由。黃帝問岐伯：「為什麼用祝由的方法就能治癒呢？」岐伯回答說：「古代的巫醫知道如何治病，又知道疾病產生的原因，所以能用祝由的方法把病治癒。」「祝由」怎麼治病呢？就是通過「符」

跟「咒」，即神秘的語言文字，這兩者的作用就是對大腦形成一定的刺激，也就是說通過調節人體的神志來達到治病的目的，這應該是最早的心理治療了。現代醫學也證明，外界刺激會改變神經系統的功能，從而提高人體的免疫力，中醫管這叫「調神」，把神調好了，病自然就痊癒了。

神如何「調」呢？中國有個成語，叫「心曠神怡」，「曠」是開闊的意思，「怡」是愉悅，也就是說只有心境開闊，精神才會愉悅。雖說人有「五神」，但你只要把當頭兒的那個給穩住就行了，否則心神躁動，就會「五臟六腑皆搖」。所以在中國，無論是醫、道還是佛，都十分注重「修心」。

想要「修心」，關鍵在於一個「靜」字。《黃帝內經》指出：「靜則神藏，躁則消亡。」《淮南子》也說：「夫精神志意者，靜而日充者以壯，躁而日耗者以老。」關於「靜」，莊子曾以水作喻：「水靜猶明，而況精神。」水靜下來才會清澈，神思也是如此，只有靜下來才會清明。《黃帝內經》則說：「恬淡虛無，真氣從之；精神內守，病安從來。」也就是說，只有思想安靜，神氣內持，邪氣才不能侵害人體，所以如果有條件的話，可以練習靜坐，丟掉所有的負擔，閉目養神休息一會兒。「靜」的關鍵在於「清心」，正如《老老恆言》所言：「多思則神殆，多念則志散，多欲則志昏，多事則形勞。」所以生活中的小事最好別太在意，讓心「曠」起來，精神才能愉悅。

另外就是多給自己「找樂子」。心在志為喜，所以你得「隨心所欲」，讓它高興起來。如果喜歡美景，那就多觀觀景；如果喜歡熱鬧，那就多找幾個人聊聊天，總之越合心意越好，「心」高興了，「心曠神怡」了，健康也就唾手而得了！

【觸目驚心】

中醫認為「目為心之使」，所以當我們看恐怖片或是鮮血淋漓的場面時，心就會砰砰亂跳；當我們看到美景時，就會感到心曠神怡。眼睛與心靈關係如此密切，那麼養心自然也得從養眼開始了。

「觸目驚心」用來形容看見某種嚴重的情況，心裡感到極度震驚，原出自韓愈的《昌黎集》：「及其為詩，劌目怵心。」劌作「刺傷」解；怵為「驚動」，此句原是形容孟郊作詩極度嘔心瀝血，後來漸漸演化為「觸目驚心」。

人們常說眼睛是「心靈之窗」，透過窗戶我們能欣賞到外面的景色，通過眼睛我們才能識盡世間百態。人有美醜，景有好壞，無論是美景還是慘景，都會讓我們「心有戚戚焉」，眼睛成為外界與心靈相通的橋樑，你可能會問「肝開竅於目」，眼睛不是屬肝的嗎？怎麼又會與心扯上關係呢？別急，下面就聽我慢慢道來。

「目」是個象形字，甲骨文的「目」寫作，看形狀就是一隻抽象的眼睛；金文寫作，就更逼真了。後來「目」又引申為動詞，即「以目視物」之意。再後來凡是與眼睛有關的，都帶有「目」旁，如看、眉、瞪、瞥、眺等。

雖說「肝開竅於目」，但與眼睛關係密切的絕非一臟。《靈樞‧大惑論》認為：「精之窠為眼，骨之精為瞳子，筋之精為黑眼，血之精為絡，其窠氣之精為白眼，肌肉之精為約束，裹擷筋骨血氣之精而與脈並為系，上屬於腦，後出於項中。」「窠」原指鳥巢，中醫認為五臟六腑的精氣都上注於目，所以它就是精氣的「窩」，精氣足就能視五色。「骨之精為瞳子」，骨為腎所主，腎屬水，其色為黑，所以說瞳孔是黑色的。瞳孔外面還有一層顏色更淡的輪，我們叫它為「黑眼」，它是筋之精的凝結，筋為肝所主，肝色青，所以它的顏色比瞳孔稍微淡些。內外眼角是「血之精」，心主血，其色紅，所以內外眼角都是紅色的。黑眼外面就是眼白了，它是氣的凝結，而氣由肺所主，所以它的顏色就是白的了。「約束」指的就是眼胞了，我們睜眼閤眼，都要靠眼部肌肉的拉伸，而肌肉是由脾所主的。由此可見，一雙眼睛就把人的五臟六腑給聯繫起來了。還有人從五行的角度來分，將五臟所主的部位劃分為水輪、風輪、血輪、氣輪和肉輪，這就是中醫的「五輪學說」。不管哪種劃分方式，都說明眼睛與臟腑是密不可分的。

「心為五臟六腑之大主」，「心主神明」，眼睛與臟腑關係如此密切，自然也得接受心的「領導」，最明顯的表現就是通過眼睛能看出一個人的神氣來。中醫有種說法，叫「假神」，比如重病在床，原已氣息奄奄的人突然間來了精神，其實這並不是因為他的病情好轉了，而是因為它的精氣已經衰到了極點，陰不斂陽，以致陽氣都跑出來了。這時你再去看他的眼睛，就會發現像蒙了塵一樣，一點光彩都沒有了，這種「假神」也就是民間所說的「迴光返照」。還有一種叫「得神」，比如重病的人目光突然變得明亮，神志也慢慢清楚了，說明他內

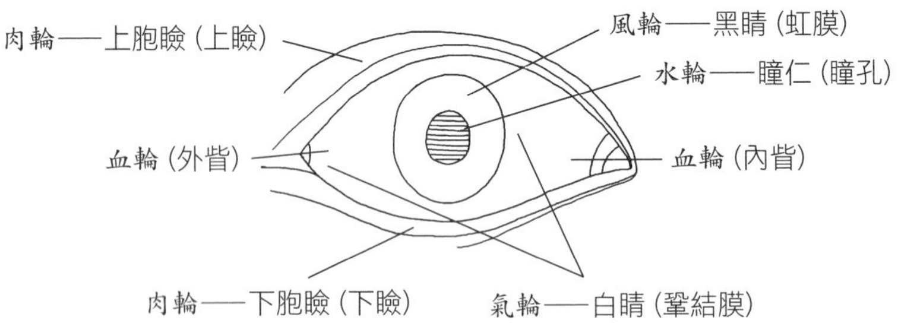

圖三　眼與五臟應五輪圖

在的臟腑功能正在慢慢恢復，所以也就有精神了。所以中醫有一種診法，叫「望神」，而望神的關鍵就是看他的眼睛有沒有神采。正是由於眼睛的這種作用，所以中醫才稱「目為心之使」。

神是藏於心中的，所以當我們遇到陌生人，怕被傷害時，往往會做一個動作，就是雙臂交叉抱在胸前，這種動作往往都是下意識的，其實就是心在自我保護，因為你這一抱就把心神給護住了。當人受到外界的某種刺激，情緒出現劇烈變化時，就會突破心包，攪擾心神，比如在看恐怖片、做噩夢、看到血腥的場面感到極度害怕時會失聲尖叫，就是這個原因。如果心神一直這樣受到攪擾，人就會變得敏感，哪怕有點動靜心裡就慌慌的，長期下去，還會導致嚴重的精神障礙，許多青年人圖刺激，喜歡看恐怖片，偶爾看看還無所謂，如果你一味沉迷的話，心神就會受到傷害，到時就是「悔之晚矣」了！

「觸目」會「驚心」，那麼想要養心的話，自然也得從養眼開始。《老子》云：「五色亂目，使目不明。」《養生四要》也指出：「目者，神之舍也，目宜常瞑，瞑則不昏。」《類經》也說：「心欲求靜，必先制眼，抑之於眼，使歸於心，則心靜而神亦靜矣」，這也就是我們所說的「閉目養神」。這個辦法很簡單，對時間、姿勢都沒有特殊的要求，每天只要抽出一段時間，把眼睛閉上，把心中的雜念都拋掉就行。如果靜不下心來，也可以聽一些輕緩的輕音樂，讓緊張的情緒完全放鬆下來。

再就是多賞美景，人看到美景時，那蔥蔥蘢蘢的景色，總會讓人有一種心曠神怡的感覺，原因就在於「青色入肝」，氣機暢達了，心裡就會感到舒坦。如果沒有時間出去遊玩，也可在家裡多種幾盆植物，有時間照顧照顧花草，不光能養眼，還能修心。

【昂首闊步】

頭為「至高清虛」之地，相當於地理學上的世界屋脊。頭正，就能使全身氣機上升，人就會精神抖擻；如果你老垂著腦袋，氣機上不去，就會精神委靡。所以說，首得「昂」，這樣才有精氣神。

國慶閱兵時，昂首闊步的軍人向世界展示了國人的尊嚴和氣魄，雖然慶典已經過去了，但那激動人心的一幕，想必還在不少人的腦海中迴盪。

中國人一向講究「言行」，言是說話，行是舉止，一個人的談吐和舉止，往往會反映出這個人的修養和精神面貌。我們形容軍人常用一個詞——颯爽英姿，他們的精神面貌是常人所不具備的，這與他們日常的訓練是分不開的。就拿最簡單的「立正」來說，它的要求就是頭要正，頸要直，肩要平，整個身體直立成一條直線，如果你的姿勢標準的話，看上去會非常漂亮，整個人的氣勢也很不一樣，讓人感覺特別有精神。為什麼這麼說呢？因為你把體內的陽氣給激發出來了。

陽氣是什麼？《黃帝內經》對此的描述是「若天與日，失其所，則折壽而不彰」，也就是說，陽氣相當於天上的太陽，自然界沒有太陽，萬物就不能生存；人體沒有陽氣，就會「折壽而不彰」。人體當中與陽氣關係最為密切的就是督脈，因為它「總督」人體的陽氣。督脈循行於人體背部的正中，也就是脊柱這條線。當人姿勢端正時，督脈就成一直線，這時陽氣就能通行周身，這樣人看起來就特別有精神；反之，如果弓腰塌背，體內的陽氣就升不起來，人也顯得無精打采。

中醫上有種病，叫「背傴僂」，也就是俗稱的「駝背」。駝背多見於老年人，原因就在於老年人精髓不充，以至於督脈虛，督脈一虛，人的背就挺不直了，就會發生駝背的情況。這時要做的就是補腎益髓，多吃一些黑色食物或是補腎的營養品，讓精髓充盈起來，腎主骨，腎好骨自然就好，腰板也能挺得直！

為什麼非要「昂首」呢？中醫認為，頭為「至高清虛」之地，「至高」是說它的位置，人體沒有比頭更高的了吧！它就相當於地理學上的世界屋脊，五臟六腑的清陽之氣都向上蒸騰匯聚於此，所以它又被稱為「清陽之府」。頭正，就能使全身氣機上升以營養腦神，這樣人就會精神抖擻；如果你老垂著腦袋，氣機上不去，就會精神委靡。所以，練功的人講究「頭如懸磬」，就好像一根繩子把頭懸於空中一樣。

其實「昂首挺胸」這個動作與氣功中的「含胸拔背」差不多，理論也是相同的。什麼是含胸呢？就是胸部要空而含蓄，即不前挺，也不後縮，兩肩微向前闔，鎖骨自然鬆沉下降。為什麼要做這麼一個動作呢？因為胸部也是眾多經脈的匯集處，像任脈就走胸的正中線，另外手三陰經、足三陰經、足陽明經也從胸部通過。此外，胸部還有一個很重要的穴位，叫膻中，膻中是任脈上的穴位，位於人體胸部兩乳頭連線的中點。《難經》說「氣會膻中」，也就是說人體宗氣皆會聚於此，在做「含胸」這個動作時，正好使全身的氣機通暢。軍人喊口號時聲音特別響亮，就是因為他的肺氣足，所以才能「聲如洪鐘」。

含胸下還有一個動作，就是「拔背」。大家知道，脊椎都是一節節的，「拔背」就是要我們的脊柱自然豎起，脊椎節節鬆開。背部不僅是督脈的循行部位，膀胱經也從此處過。膀胱經在督脈的兩側，挾脊柱而行，拔背時不僅督脈通了，連足太陽膀胱經也通了。含胸與拔背是相輔相成的，含胸則胸中之氣沉降於丹田，拔背則使陽氣上行於脊背，這樣一升一降間，任、督二脈就通暢了，任督通則陰陽調和，人就會百病不生，看上去也會氣宇軒昂。

古人向來講究「坐如鐘，站如松」，他們對坐姿、站姿的要求非常嚴格，現代人卻不同了，從課堂上聽課的學生，到整天伏案的辦公族，人們對坐姿的要求大多很隨意。殊不知，坐不正、站不直，體內的陽氣就升不起來，而督脈是通行陽氣的，它又走人的後背，陽氣升不起來，頸腰椎的問題就會找上你了。《黃帝內經》說：「督脈為病，脊強反折。」「脊強反折」類似於西醫所說的「僵直性脊柱炎」，患此病的人往往會感到背部肌肉僵硬，活動起來特別費力，嚴重時還會出現駝背畸形，西醫治療這個病一般靠牽引，其實牽引的目的也無非是打通督脈，振奮陽氣。

所以說，生活中我們一定要注意自己的站姿和坐姿，不要老弓著身子。另外，我再教你一個鍛煉督脈的方法──「拱橋」。怎麼做呢？兩腿併攏，雙臂平行上舉，頭部保持正直，全身繃緊成一條線，然後慢慢彎腰，同時手臂緩緩下壓，直到勾住腳踝，這時身體就像一座石拱橋，經常做這個動作，對督脈有很好的鍛煉效果。同樣，如果你想拉伸任脈的話，就向後仰，先是雙膝跪地，然後上半身後仰，雙臂後移抓住雙腳腳跟，這個動作有點類似瑜伽中的「駱駝」。瑜伽之所以風靡一時，原因之一就是它對人體經絡有很好的梳理作用，從而達到健身祛病的效果。

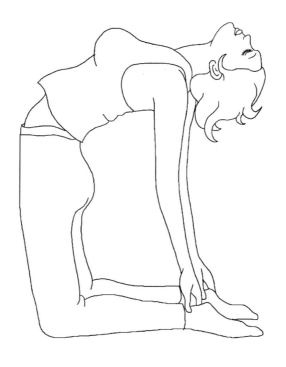

圖四　拉伸任脈

「站要有站相，坐要有坐相」，這不僅是一個人內在涵養的體現，也是健康的需求，所以從現在起學會注意自己的言談舉止，把它變成一種習慣。

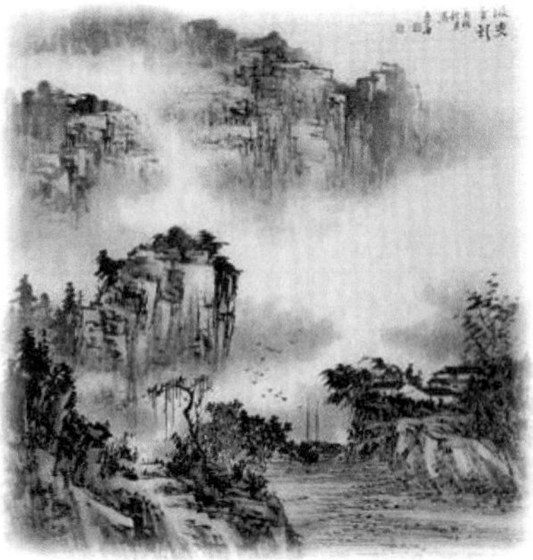

【捶胸頓足】

捶胸可以刺激到膻中穴，膻中穴是氣會，敲打這裡便可使氣機通暢；足部是三陰經及陰維、陰蹺的起點，你一跺腳，就會使脈氣激盪，經氣通暢，體內的鬱氣也就會消散了。所以，生氣時不妨「捶胸頓足」一番，把身體調理好了，失點風雅又有何妨！

生活中經常能見到這樣的場面：某人極度懊悔或極度悲憤時，就會使勁地用雙手捶打自己的胸口，用腳跺地，我們管這叫「捶胸頓足」。「捶」就是敲打；「頓」就是跺腳。為什麼人在懊喪或悲憤時會「捶胸頓足」呢？下面就從中醫的角度來解釋一下。

五臟之中，掌握人神思的是心，心為君主之官，藏神。中醫中的心與西醫中的心是不一樣的，西醫的「心」指的就是解剖學上的心臟；但中醫中的「心」，它的外延要大的多，它不僅僅是肉體上的心，還有靈魂上的一些東西，不但指心臟本身，還包括心包。心包就像一個包裹一樣把心緊緊地包裹在裡面，「心」和「心包」合在一起，才是中醫所說的「心」。看一下穴位圖，帶「靈」、「神」的穴位，比如靈台、靈道、神道等把「心」勾勒出來，就會發現它是一個球狀的東西，有點像一個倒放的柚子。

心包有什麼功效呢？中醫對它有一個專門的稱呼，叫「心之宮城」。打個比方，

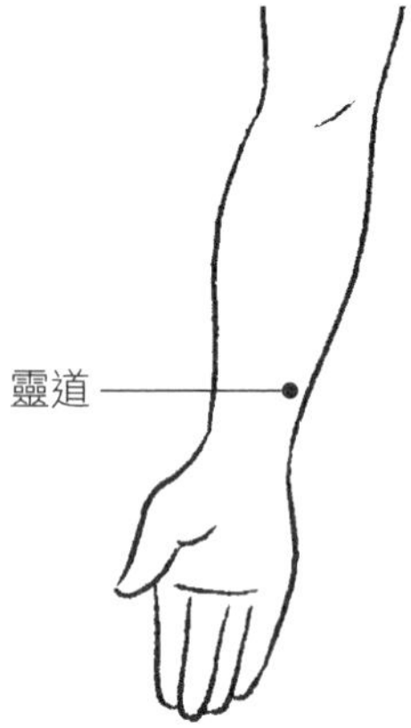

圖五　靈道穴

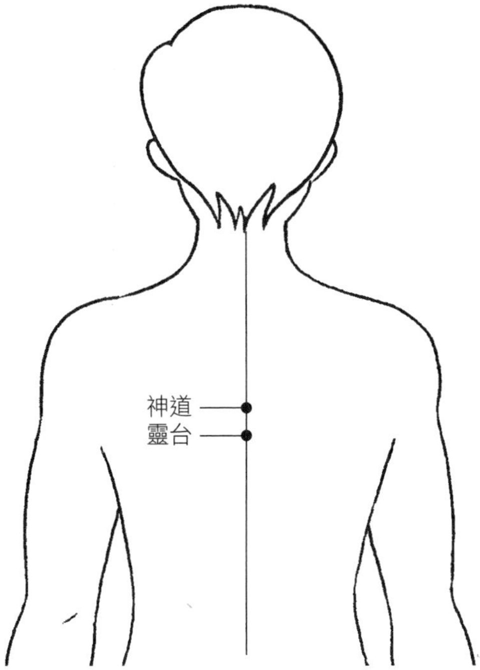

圖六　神道穴、靈台穴

心包就像古代皇帝居住的紫禁城一樣，它對君主起著一個保護的作用，病邪入侵時並不直接侵入到心，而是先侵犯心包，所以我們說的「心臟病」確切地說應該叫「心包絡病」，因為它只侵入了心包；如果病邪突破心包，直達心臟的話，那麼就算神仙也無能為力了。

前面說了，心藏神，神又有狹義、廣義之分。狹義之神指的是人的思維意識，廣義之神則還包括人的精神狀態。而人的情緒毫無疑問是包括在「神」之中的，因此它也要受心的管轄，所以，生活中一些與情緒有關的詞都與「心」有關，比如，我們說一個人對事情想得開，是「心寬」；對什麼事都斤斤計較，叫「心窄」；情緒不好叫「心煩」，做事不擇手段、為人歹毒叫「心狠手辣」，就連研究人類認知、情感的學問也被稱之為「心理學」。

「心」的外面還有層心包。我們說了，心包就相當於紫禁城，君主的命令只有出了紫禁城才能傳達各地方，同時各地方的消息只有進了紫禁城才能到達君主那裡。所以雖然「心主神志」，但也是繞不開心包的，當我們的情緒發生變化，首先攪擾的就是心包。如果情緒變化比較劇烈，也就是中醫上所說的「大喜」、「大悲」，那邪氣就會突破心包，直達心臟，這時人就會出現精神方面的疾病了，比如生活中有些人在受到強烈的精神刺激時，人會變得瘋瘋癲癲的，就是這個原因。

當敵人包圍王宮時，想要使君主不為所傷，只有兩個辦法：一是加固城牆，不讓敵人進來；二是四處調集軍隊，把敵人給趕跑，也就是「勤王」。同樣，當人們在情緒劇烈變動時，想使心神不為所傷，也得用這個辦法，具體怎麼做呢？就是我們今天所講的「捶胸頓足」了。別看這個動作簡單，它的作用可不少。

先看「捶胸」這個動作。生氣時捶打的這個部位正好是一處穴位，叫膻中，中醫上有個說法，叫「氣會膻中」，也就是說，所有的氣都是在此處交匯的。它是心包經的募穴，所謂募穴，就是臟腑經氣聚集的地方，也就是說心包經的氣血都在這個地方「集合」。此外，任脈、足太陰脾經、足少陰腎經、手太陽小腸經、手少陽三焦經的經氣也都流注此處，所以《黃帝內經》說：「膻中者，為氣之海。」看到這裡，你可能會說臍下一寸半處的丹田不就「氣海」嗎，怎麼這裡又出來一個氣海呢？丹田那個位置，中醫稱之為「下氣海」，而膻中則稱為「上氣海」。下氣海是先天的氣海，主要對應於腎；而上氣海是宗氣之海，它是後天的，是由水穀之氣和我們吸入的空氣化成的。人的情緒波動時，影響的是後天之氣，所以這時往往會感覺胸口悶，這時就會很自然地做一個動作——拍打胸口，這其實就是在替它理氣。但是大家要記住一點，就是膻中穴可以拍，但不可以灸。為什麼這麼說呢？「募」就是募集的意思，所有的氣都在往這聚集，你如果加熱的話，氣體受熱就會膨脹，這樣就無法聚集了。所以，凡是「募穴」，都是禁灸的，就算拍，力度也不可以太大。教給大家一個辦法：雙手合十，然後兩臂向前伸出，用大臂帶動小臂和手腕彈打。為什麼做「合十」這個動作呢？因為做這個動作時，掌根正對著膻中，這樣做的目的是理氣，把氣機收住，心氣收斂了，心也才能靜下來，也才能給人一種謙和的印象。彈打的次數不需太多，只要你感覺心中的鬱悶消散了即可。另外，女性朋友常做這個動作，還能防治乳腺增生。

我們再來看「頓足」。「頓足」通俗地說就是跺腳，大家應該記得小孩子生氣時跺腳的樣子。為什麼人一生氣就會跺腳呢？其實這是自我調節情緒的一種方式。人體的足部分佈著多條經絡，其中足太陰脾經、足少陰腎經、足厥陰肝經、陰維脈、陰蹺脈都起於足部，足陽明胃經、足太陽膀胱經、足少陽膽經、陽維脈、陽蹺脈都終止於足部，一跺腳，就把這十條經絡的脈氣給激盪起來了。習武的人練功的第一步就是紮馬步，馬步紮得好，經氣就會通暢，這樣練起功來也會事半功倍；武藝再高，腳上功夫不穩，就等於沒有「根」。對於平常人來說，跺跺腳，足部氣血就通暢了，體內的鬱氣也就消散了，所以當你情緒不好時，不妨跺跺腳，這樣有助於使糟糕的情緒得到緩解。如果覺得跺腳有失雅觀，也可以換個方法，就是跳繩，跳繩時身體一起一落，對腳掌是一種很好的按摩，心情抑鬱時，不妨試試這個辦法。

「捶胸頓足」雖有失風雅，卻可發洩心中的鬱悶之氣，若是經過這一番「捶胸頓足」，讓身體恢復到平衡狀態，就算失了一點風雅又有何妨呢！

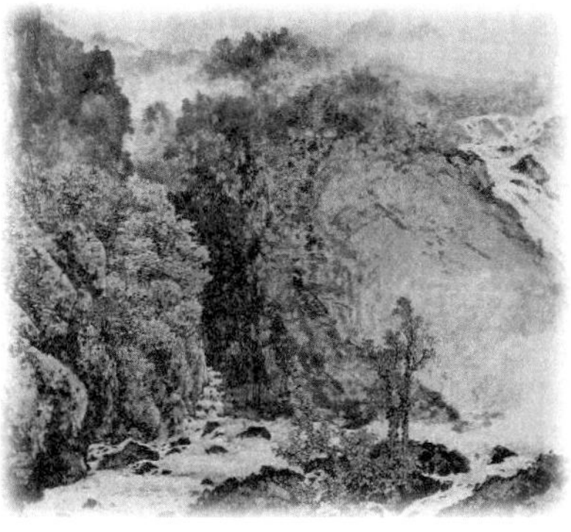

【病入膏肓】

對於難以救治的病，我們會說是「病入膏肓」。而在人體的背部，卻有一對神奇的膏肓穴，可以用它來治病養身，練就一個健康的好體魄。

「病入膏肓」是說病情嚴重得不可救治了，也可形容事情到了無法挽救的地步，當我們認為一個人執迷不悟、不知悔改時就會說：「我看你都病入膏肓了。」

關於「病入膏肓」，還有一個典故。《左傳‧成公十年》裡記載道：「疾不可為也，在肓之上，膏之下，攻之不可，達之不及，藥不至焉，不可為也。」這是在說什麼呢？原來在魯成公十年（西元前五八一年），晉景公身染重病，特派人往秦國求醫，秦桓公派一名叫醫緩的醫生來醫治，醫緩還未到晉國，晉景公卻做了這樣一個夢，夢中兩個小孩對話，一個說：「那個人醫術高明，怕是會傷害我們，躲到哪裡才安全呢？」另一個說：「我們躲在膏之下，肓之上，看他能把我們怎麼樣。」等醫緩來了，診斷後說：「病已在膈之上，心之下，為膏肓之間，用灸不行，針刺達不到，藥也無濟於事，這個病已經沒辦法治了。」不久後景公果然不治而亡。

那麼「膏肓」到底是什麼呢？我們看「膏」下面是個「月」，「月」在古代指代肉，《說文》還釋為「肥也」，「凝者曰脂，釋者曰膏」，所以「膏」的本義為溶化的油脂，如「膏粱厚味」一詞指的就是甘肥之味。如果聯繫到臟腑上，「膏」就是包裹、覆蓋心臟的那層白色的油脂，即心尖的脂肪，所以說在「心之下」。

「肓」由「亡」和「⺼（肉）」二字組成，是「從肉亡聲」，「從肉」說明它也與人體有關。「亡」的古體字為「亾」，本意是「逃」，所以我們總說「逃亡」，它由「入」與「乚」組成，「入」是象形字，「內也」，《說文解字注》裡說：「上下者，外中之象」，說明「入」是由外而內，自上而入於下；「乚」是「匿也……凡乚之屬皆從隱」，可知「乚」為隱匿和潛藏之意，《說文解字注》裡有：「匿者亡也」，「象逃亡者自藏之狀也」，因此「亾」就是匿之於下、藏之於中之意，即藏匿於隱蔽曲折的空隙或間隙裡。這就表明「肓」的本意是指人體中曲折伏藏、隱蔽深入之處，所以古人把「膈之上」，即包裹心臟那層脂膜的皮下黃色叫做「肓」。

簡單說，膏肓就是包裹和保護心臟的那層脂膜，處在心臟和橫膈之間，膏質地稠密堅實，位置較深；肓比較柔軟，在皮下較淺位置，它們就相當於心包。心為君主之官，心包如一座宮城包裹並保護著心臟，代心受邪，不讓心臟受外來侵害。《靈樞・邪客》裡說：「諸邪之在於心者，皆在於心之包絡。」病邪到達那裡以後，就相當於敵人已經打到王宮裡去了，誰都保不住「君主」了，也就是無可救藥了，可見膏肓的位置不僅隱蔽，作用和重要性都很大。

「病入膏肓」本義當然是說病到了膈中，「心」受了威脅，是危重的病症，不過後世的醫家多將膏肓之病與肺結核（癆病）的一些證型聯繫起來，比如《扁鵲心書》中將一種由「七情六欲，形寒飲冷，損傷脾氣」導致的「令人咳嗽，胸膈不利，惡寒作熱」的「冷勞」病作為膏肓病；而沈金鼇在《雜病源流犀燭》中則把「肺勞熱，生蟲如蠶，咳逆氣喘」稱為膏肓病，事實上，膏肓與肺部疾病還真有很大的關係，這就得從所謂的膏肓穴上來講了。

雖然知道了「病入膏肓」是怎一回事，但很多人都不知道，人體背後其實有一對膏肓穴，能夠對很多疾患起到預防和治療的作用。膏肓穴位置在背部第四胸椎棘突下兩旁三寸（約四橫指）處，和心包經的背俞穴、厥陰俞穴緊挨著。在找這對穴位時，

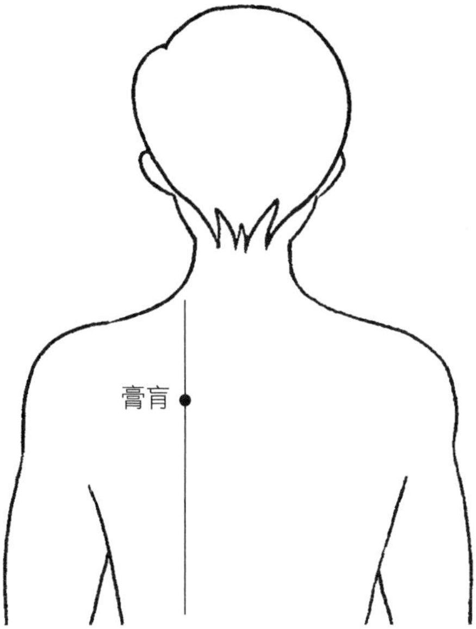

圖七　膏肓穴

一般要俯臥為好，在肩胛骨內側，一按壓感到疼即是。

怎麼看膏肓穴的作用呢？孫思邈說：「昔秦緩不救晉侯之疾，以其在膏之上，肓之下，針藥所不及，即此穴是也。時人拙不能求得此穴，所以宿屙難遣，若能用心，方便求得灸之，無疾不癒矣。」一句「無疾不癒」，足以見得膏肓穴是個關鍵穴位，他在《備急千金要方》裡還講到：「膏肓穴，無所不治。主羸瘦虛損（肺結核），夢中失精，上氣咳逆，狂惑忘誤。」「狂惑忘誤」就相當於言語混亂，神志不清。我們看膏肓穴的位置正好在心肺近端，所以它擅長治與心肺有關的病症，像肺癆、咳嗽、氣喘、咳血、盜汗等都能用到它。膏肓穴是膀胱經上的穴位，腎與膀胱相表裡，因此腎臟的一些問題，比如遺精（「夢中失精」）、健忘、四肢倦怠等也可以找它。

雖然對病入膏肓的晉景公，「攻之不可，達之不及，藥不至焉，不可為也」，但用膏肓穴來治病養身卻是可行的，一般採取針灸和按摩的方法。按摩的話，可點按、揉法、摩法、推法均可；如果採用艾灸，可每次用艾灸條溫和灸十五至二十分鐘，最理想的感覺是，從兩個穴位處好像有熱水一樣流向兩腎，這時施灸的量就夠了。需要灸膏肓穴的人，一般都是虛勞體弱的患者，體內陽氣重度虧損，因此施灸時最好趴著，灸完可休息一下，喝點水緩解疲勞。對於肺不太好的人來說，經常灸膏肓穴和風門穴兩穴，可以預防肺結核和感冒咳嗽，但一般是對成年人來說比較合適。

我國眾醫家歷來對膏肓穴都是十分重視的，如此重要的一個穴位，因在背後自己不便觸到，那麼有沒有更容易的方法，便於平時保健呢？其實，除了找準穴位來按摩，通過做其他一些動作也能帶動膏肓穴，《理瀹駢文》裡就說：「兩肩扭轉，運動膏肓穴，除一身疾。」比如上班族可以經常做這個動作：將肘部屈曲，向前、向後轉搖肩關節各五十次，這樣經常練習，可帶動肩胛骨上下旋轉，使背部的膏肓穴運動起來，對身體虛弱、陽氣不足的人很有益處。

總體來說，膏肓穴的最大作用在於調動陽氣，是主各種虛勞及慢性疾患的養生要穴，比如，得了支氣管炎、支氣管哮喘等慢性疾病，或因久病不癒變得體弱消瘦時，身體氣血陰陽均已受損，最適宜取膏肓穴施灸治療，達到扶陽固衛、濟陰安營、調和全身氣血的作用，從而使身體恢復強壯。中醫最注重的，就是幫助身體達到一個相對和諧的狀態，一身氣血充足，陰陽平衡，病邪就侵害不到人體。相對於治療，更重要的在於預防，而利用好了膏肓穴，也是我們生命健康的一大幸事。

【痛心絕氣】

單單從情志方面，「氣」就涉及三個很重要的臟器，一個是心，一個是肝，另外一個是肺。可見，一個人一定要學會控制自己的情緒，千萬不能放任自流，否則情緒來得猛烈的時候，它就像開閘的洪水，吞噬別人的同時，把自己也捲進去了。

「痛心絕氣」是形容人悲憤到極點的意思。但是，從中醫角度，卻不得不提「氣」的問題，中醫裡，「氣」跟血、津液一樣，都是構成人體和維持生命活動的物質基礎。

生氣、發火對身體是非常不利的，尤其是老年人。人在生氣之後，情緒波動會比較大，如果不能進行自我調節，心中的怒火和悶氣一時得不到舒解，很有可能就導致猝死。之所以會造成這麼嚴重的後果，是因為心主血，氣為血之帥，血為氣之母，氣血相依，互為根本，氣行則血行，氣逆則血逆。有些人平時喜歡為些芝麻綠豆大的小事動氣，我們可以稱之為「小火」，它一般會使人氣血不和，阻塞經絡，會致病，但是不會一下子致命；而發「大火」就不行了，怒傷肝，大動肝火最容易導致氣血逆亂，而危及生命。

也許有人又要問了，「痛心絕氣」不是形容悲憤嗎，這又不是生氣，那它對身體又有什麼不好？《黃帝內經》不是就指出「怒傷肝，悲勝怒」嗎？沒錯！悲的確勝怒，但人的情緒必須得控制在一個正常範圍之內，這話才正確。如果情緒過了頭，悲傷過度，很容易造成生理功能紊亂，心律不規則，甚至出現昏厥的現象，可見它對人體的傷害。並且，人們常說「悲則氣消」，它其實是指情志太過悲哀，容易使人意氣消沉。《黃帝內經・素問・舉痛論》說：「悲則心系急，肺布葉舉，而上焦不通，榮衛不散，熱氣在中，故氣消矣。」講的就是悲由心生，悲為肺志，過分的悲傷容易造成心肺損傷而氣消，因而出現肺痿等病症。

由上述可知，單單從情志方面，「氣」就涉及三個很重要的臟器，一個是心，一個是肝，另外一個是肺。可見，一個人一定要學會控制自己的情緒，千萬不能放任自流，否則情緒來得猛烈的時候，它就像開閘的洪水，吞噬別人的同時，把自己也捲進去了。蘇軾的《菜羹賦》很顯然早有先見之明，說：「先生心平氣和，故雖老而體胖。」健康之道就在於心情平靜，態度溫和，不急躁，不生氣。

怎麼才能做到心平氣和呢？首先，從情緒上入手。《黃帝內經》認為「百病生於氣」，人一定要做到寬容大度，遇事不怒，否則「怒則氣上」，之前的努力又付之東流。另外，當發怒或者是心情不好的時候，推薦大家一個排解情緒的好方法——淋浴。人在淋浴的過程中，最好是將蓮蓬頭調節出不同的水流，這樣一來可以刺激身體的各個穴位，因為情緒不佳，很容易造成「氣」流通不暢，從而影響器官的正常功能，而外界的這種刺激，在某種程度上能使全身「氣脈」通暢。

其次，從飲食上入手。生活中難免有嬉笑怒罵，有順心或不順心，這時候，精神不能內守，自然就要耗損，外界的邪氣也就「乘虛而入」，所以，不妨先吃好。秉承一個大的原則：吃飯定時定量，宜清淡，忌油膩，五穀為養，五果為助，五畜為益，五菜為充（注：「五穀」泛指各種主食食糧，或者稱為「五穀雜糧」，「五畜」是指畜、禽、魚、蛋、奶之類的動物性食物，「五菜」是指各類菜蔬，能營養人體、充實臟氣，使體內各種營養素更完善，更充實；「五果」指棗、李、杏、栗、桃等水果，它均衡飲食中不可缺少的輔助食品）。

最後一點，自己做自己的醫生。為什麼這麼說呢，其實生活中，完全可以自己動手做力所能及的事情，對於預防多種疾病是最佳的途徑，比如喝茶，自製些菊花茶、麥冬茶、枸杞茶等，這些都能夠養精提神、護衛正氣。養生防病不一定就是吃藥，可以根據個人體質，制訂出屬於自己的一套養生方法，真正落實到生活中的每一天。

古人曰：「衣食足則形樂而外實，思慮多則志苦而內虛。」它告誡人們，遇到令人憂愁之事時，應當保持情緒的穩定，不要杞人憂天、操心過度，心胸要開闊，一定要學會平心靜氣。

【心神不安】

小孩子做錯了事情，大人和他說話時，會發現他眼神游離，神情慌亂；年輕的戀人初次約會，往往會臉紅心跳，手心冒汗；當我們感到害怕時，往往坐臥不安，呼吸也變得急促起來……在中醫裡，這些都屬於「心神不安」的症狀。

「心神不安」指的是心裡煩躁，精神不安。《西遊記》第四十回中說到：「若做了皇帝，就要留頭長髮，黃昏不睡，五鼓不眠，聽有邊報，心神不安……」《醒世姻緣傳》第十七回寫道：「這還是他自己的心神不安，乘著虛火作祟，所以那真經當得甚事！」描繪的都是這種狀態。

「安」字在《說文解字》解釋為「靜也，從女。」從字形上看，安字是「宀」下坐著一「女」，「宀」象徵著居住的房屋，女子靜坐在房中，反映了中國人傳統「男主外女主內」的家庭觀念，如此看來，「安」字代表著靜守的意思。「心神不安」就是說神不安分了，不願意待在心裡了，心就要出問題了。《素問》裡說：「心藏神。」《靈樞》則認為，人出生以後，「血脈以和，榮衛已通，五臟已成，神氣舍心」，就是說人體血液充足了，氣流暢通了，五臟長成了，心的功能正常，神就會乖乖待在心裡，人就身體健康、頭腦清醒，如果心脆弱了，神就會游離失所，人也成了失去情感的軀殼，如行屍走肉般沒了生氣，所以《黃帝內經》裡說：「心傷則神去，神去則死矣。」古人早就發現了心神互相依存的關係，這一點在心神不寧、心馳神往等成語中都有體現。

在中醫臨床上，心神不安屬於神不藏心、心神失守的病症。心神不安的人常無緣無故地感覺心跳加速，並伴有呼吸不暢、胸口悶痛、頭暈目眩、健忘等症狀，嚴重者會失眠、多夢。在情緒上，患者惶惶不可終日，總是擔心會有什麼災難發生，以至於坐臥不安，做事猶豫不決，反覆變卦。這些症狀一般都是由於心神受擾而散亂所導致的，正如《黃帝內經．靈樞．本神》所說，「神憚散而不藏」。導致心神不安的原因，常是由於外界突如其來的變故傷及心神，比如地震、海嘯、水火等災害發生時，驚險的場面、巨大的響聲，對眼、耳產生強烈的刺激，目為心之使，耳為心之竅，眼耳所見直達人心，擾亂心神，容易使人心神不安。

但面臨外界刺激，不同的人則有不同的反應，也許很多人都有過這樣的經歷：正在馬路上走著，突然一輛汽車從你身邊疾馳而過，大聲鳴笛，你驚慌中來不及躲開，所幸汽車離你還有一段距離，你耳邊聽著呼呼的風聲，汽車已走遠，但此時你的心尖還在打顫，撲通撲通總安分不下來。有些人過了一會就沒事了，但另一些人卻心有餘悸，往後只要一見到汽車就氣喘心跳，嚴重的甚至長時間惴惴不安，如臨大敵，吃不香睡不穩，一遇到緊張情況，就會有激烈的情緒發作。

為什麼同樣的情況，會對人產生不同的結果呢？如果把遭受刺激的情緒反應看作人體精神系統的軟體，那麼軟體運行的好壞，和硬體設施的品質有關。心在遭受刺激時是否有足夠的抵抗能力，不使心神受到干擾，和心包的功能是否強大有關。當外界邪氣侵襲心臟時，心包像屏障一樣，起到抵擋的作用，所以《素問・五藏生成篇》說：「膻中者，臣使之官，喜樂出焉。」所謂「膻中者」，指的就是心包，「臣使之官」，是說膻中是代君發令的。心是不受邪的，而心包就有代君受過的功能，就是阻擋邪氣、宣發正氣，可見，如果心包的功能較弱，外界的刺激會透過心包，傷及心臟，擾亂心神。

所以要想養護好心神，就要加強心包的功能，最好的方法莫過於按摩或拍打手厥陰心包經了。此經起於心包，從胸脅上行，向下走行於上肢內側中線，經過掌心的勞宮穴，止於中指指尖的中衝穴，是從屬於心包的經絡。治療心神不安，就要從這條經絡入手，可沿上肢內側中線拍打此經，用手掌或拳頭都可以，如果能用專用的按摩錘或按摩棒，效果會更好，拍打時要能感覺到中度的疼痛，在每晚睡覺前拍打十～三十分鐘就可以了，要注意的是，在心包經上，天池穴、勞宮穴和中衝穴是三個最重要的穴位，可對它們加以重點按壓。

天池穴在胸部第四肋間隙，乳頭外側一寸處；勞宮穴位於手掌心，第二、三掌骨之間偏向第三掌骨橈側，握拳屈指時，中指尖所指處即是；中衝穴位於手中指末節尖端中央。這三大穴每日點壓一百下，可有效地增加心包血供，增強心臟的功能，心包的功能強大了，就是在心臟外建立起了一道長城，使心神能夠安守於內，不為外界所擾。

在按摩的同時，還可以通過食療來治療「心神不安」，推薦一道記載於明代鐘惺所著的《飲饌服食譜》中的「百合麵」。做法是取乾百合五十克或者鮮品一百克，麵粉二百克，麵肥（也就是老酵母、麵引子）適量。把乾百合磨成粉，若用鮮品就將其

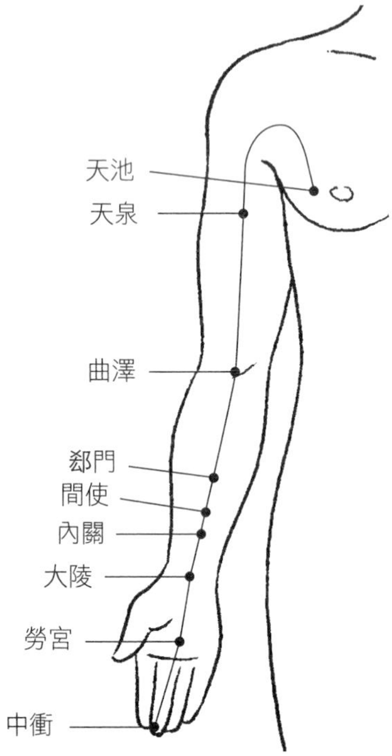

圖八　手厥陰心包經經穴圖

搗爛，加麵粉、水、麵肥調勻後和成麵團，然後製成二、三個圓餅，放到鍋中烙熟，作主食或點心長期服用，能夠達到健脾和胃、養心安神、清熱潤肺的功效。

百合性平、味甘，亦食亦藥，自古就被當作補益之物，《神農本草經》將其列為上品，諸家本草記載它有「益志」、「補土，安心」、「滋養強壯」、「不老延年」等功效。它能養肺陰、清肺熱，尤其是具有養心安神的作用，所以常常出現在養心安神的藥膳之中，患有失眠、更年期綜合症的人也可經常服食百合。麵粉係由小麥加工製成，屬甘涼之品，養心清熱，健脾補中，凡心脾兩虛、心神不寧之症多配以小麥調補。兩者配伍，可健脾養心、清熱安神，不過要注意，本方性質平和，只有長時間服用，方可起到益壽延年的作用。

第二輯

肺

相傅之官，治節出焉

- 魂飛魄散
- 體無完膚
- 哀兵必勝
- 明察秋毫
- 愁腸百結
- 弱不禁風

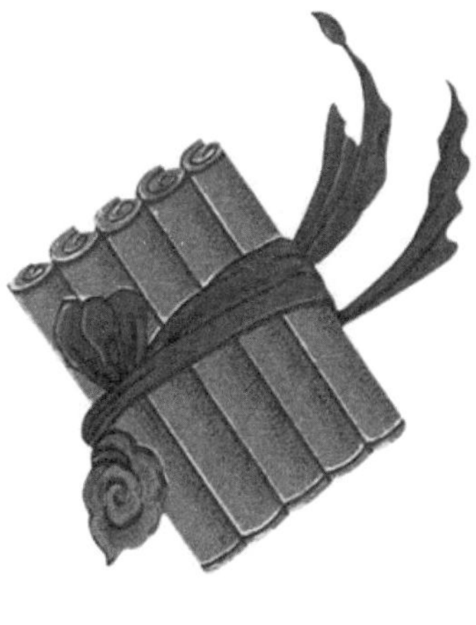

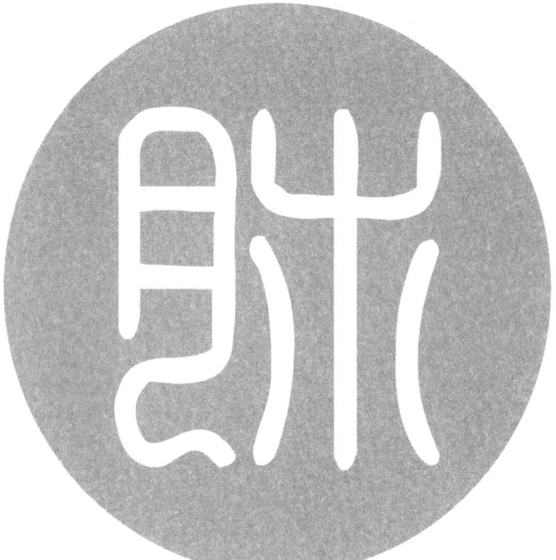

【魂飛魄散】

中醫認為，魂為「附氣之神」，魄為「附形之靈」；魂是無形的，魄是有形的，兩者是辯證統一的關係，只有魂魄俱安，人體才能健康無憂。

「魂飛魄散」通常用來形容一個人受了驚嚇之後，六神無主的樣子。一說魂魄，許多人會認為這是迷信，其實魂魄體現的是人的一種精神狀態。關於「魂」與「魄」，古代哲學也多有論述，《論衡・紀妖》認為：「魂者，精氣也。」《雜症會心錄》認為：「人之形骸，魄也。」而《靈樞》的論述更為完善，指出：「故生之來謂之精，兩精相搏謂之神，隨神往來者謂之魂，並精而出入者謂之魄。」何謂「隨神往來」？在瞭解這個問題前先要知道什麼是「神」，《人身通考》對其的解釋是：「蓋神之為德，如光明爽朗，聰慧靈通之類皆是也。」這裡的「光明爽朗，聰慧靈通」，其實指的就是人腦對外界事物做出的反應。「隨神往來」也就是說魂是在神的指揮下做出反應的，打個比方，「魂」就像是「神」的一個貼身管家，與神的關係是亦步亦趨的。唐代醫家孔穎達對此的解釋更加到位，它認為魂就是「附氣之神」，「附氣之神者，謂精神性識漸有所知，此則附氣之神也。」也就是說，魂就是大腦感知外界事物後所做出的種種反應和判斷，比如說喜、怒、哀、樂等，所以當一個人對外界反應遲鈍、表情麻木時，我們就會說它「掉魂了」。

「魄」又是什麼呢？按照孔穎達的解釋，魄為「附形之靈」。「附形之靈者，謂初生之時，耳目心識、手足運動、啼呼為聲，此則魄之靈也。」也就是說，小孩子剛生下來後就知道哇哇大哭、遇到乳頭就知道吮奶、小手小腳總在不停地動、能聽到外界的聲響，這些都屬於魄。

從陰陽的角度來講，「魂」為人體中的陽神，它是人體生命活動的動力，是由精氣凝聚而成，無形；而「魄」是人體中的陰神，可視其為有形體之物。魂與魄不是游離於外的，它們也有自己的居所。《靈樞・本神》認為：「肝藏血，血舍魂……肺藏氣，氣舍魄。」可見，魂與魄分別藏在人體的肝與肺中，這從兩個字的結構上就能體現出來，肝在五行為木，肺在五行為金，所以從字的結構上就能看出兩者的歸屬了。

魂夜晚是藏於肝的，肝血足，魂得養，人的思維就會敏捷，這樣的人就聰明，所以說，小孩子千萬不要讓他熬夜，一熬夜，肝血就會受到消耗，這樣魂就養不好，出現失眠、早醒、多夢淺睡的問題。

其實傷魂最大的，要數情緒方面的刺激。《黃帝內經・靈樞・本神》就認為：「肝悲哀動中則傷魂，魂傷則狂妄不精，不精則不正當人，陰縮而攣筋，兩脅骨不舉，毛悴色夭，死於秋。」意思是說，如果人悲傷過度，就會影響到肝臟，進而傷到魂，魂傷了，人就會迷茫狂癲，做出異於常人的事來，此外還會出現陰器萎縮、筋脈攣急、兩脅肋處活動不利等症狀，生活中有些人在受到極強的刺激後會變得瘋瘋癲癲的，就是這個原因。

然後再來看「魄」。「肺藏氣，氣舍魄」，所以氣旺的人魄力就大；反之肺有病，氣不足，這樣的人給人的感覺就是做事縮手縮腳，沒有魄力。

「天食人以五氣，五氣入鼻」，所以鼻是氣體進入人體的門戶，肺氣下通的門戶又是哪裡呢？是魄門，也就是我們所說的肛門。一般人只認為肛門是人體排出糟粕的通道，其實肛門的作用不僅是這麼簡單。《黃帝內經》就說：「魄門亦為五臟使也。」這裡的「使」是奴役、使用的意思，「為五臟使」，也就是說，它的啟閉是靠五臟氣控制的，簡簡單單一個排便的動作，就需要心神的主宰，肝氣的條達，脾氣的提升，肺氣的宣降，腎氣的固攝，這五臟氣機協調，糞便才能正常排出；反過來，魄門的啟閉是否正常，又會影響到臟腑氣機的升降，所以中醫上才有「魄門失守，則氣陷而神去，故五臟皆賴之以啟閉，不獨糟粕由之以出也」的說法。中醫養生法中有一個功法叫「撮穀道」，其實就是肛門一提一鬆的運動。別看這個動作簡單，養生效果卻很好，原因就在於它把人體的氣給固攝住了。另外，大家知道練功的人往往都會盤腿而坐，這其實也是一種「固」，兩腿一盤，就像一把鎖，把下焦給鎖住了，氣跑不了了，只能在小周天運行，所以古人傳下來的這些養生方法都是有一定道理的。

情志失暢也會對魄造成傷害。《黃帝內經》認為：「肺喜樂無極則傷魄，魄傷則狂，狂者意不存人。」「意不存人」就是精神狂亂，旁若無人，范進中舉後的表現就是一個很好的例子。因此想要養好魂魄，首先就得學會調養情志，只有做到「恬淡虛無，真氣從之」，身體才能平安。所以閒暇之時，不妨練練書法、養養花、彈彈琴，這些都是怡養情志的好方法。

另外還有一點，就是養氣血。前面講過，「血舍魂」，「氣舍魄」，「舍」這裡是居住的意思，把氣養足了，血養足了，魂魄就會老老實實地待在裡面。怎麼養氣血呢？就是按時吃飯，按時睡覺。脾胃為氣血生化之源，按時吃飯就是給它添加原料；子丑時為氣血生化之時，按時睡覺，肝膽就能正常工作，成品「氣血」就能生產出來。

大道至簡，養生其實就是這麼簡單！

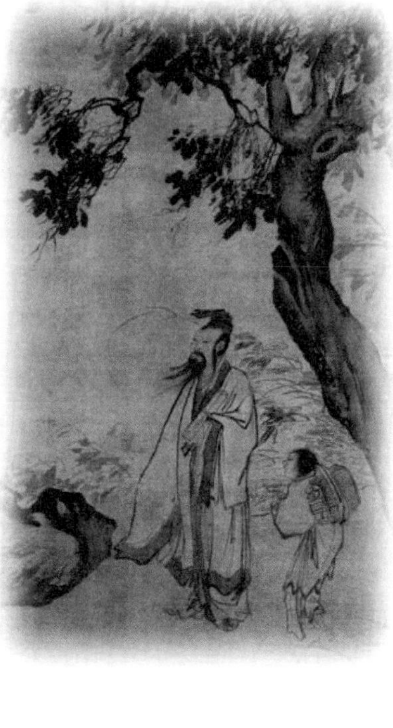

【體無完膚】

我們常說「皮膚」，其實這個詞是分為兩部分的。「皮」指的是「表皮」，位於體表的最外層，裡面沒有血管；而「膚」指的是真皮，不僅有血管，還有肌肉、淋巴管等。「體無完膚」並不是指表皮被傷到了，而是指裡面的血管、肌肉等也被傷到了。

「體無完膚」用來形容人的全身上下沒有一塊完好的皮膚，也用來形容被批駁得一無是處。在許多人眼裡，「膚」就是皮膚，是我們觸手可及的溫潤的身體表面，其實從中醫的角度來講，「皮」與「膚」是不同的。

從解剖學的角度看，中醫中的「皮」指的應該是「表皮」。表皮位於體表的最外層，裡面沒有血管，所以就算你不小心劃到它了，也不用擔心會出血，但是卻會感到痛，這是因為它裡面含有神經末梢，可以幫助我們感知外界事物。表皮下面的那一層叫「真皮」，這裡面含有血管、肌肉、淋巴管等，受到刺激不僅會有痛感，還會流血，這才是我們所說的「膚」。所以我們才說「切膚之痛」，不說「切皮之痛」。我們去美容院進行護理，或者是用各種化妝品進行保養，主要是對「皮」的保養，對於深層次的「膚」作用不是很大。

皮膚是人體最大的器官，因為它覆蓋著人體的整個表面。《黃帝內經》說：「邪之始入於皮也，泝然起毫毛，開腠理；其入於絡也，則絡脈盛色變；其入客於經也，則感虛乃陷下；其留於筋骨之間，寒多則筋攣骨痛……」這裡寫了疾病是如何入侵的。邪氣侵犯體表的皮膚毫毛，體表的皮膚首先進行抵擋，如果抵擋不住，邪氣就會突破第一道屏障，這時人體就會出現怕冷、顫抖、毫毛豎起等症狀，也就是俗稱的「起雞皮疙瘩」。這時可以用解表的方法，比如說發汗、沐浴、覆被等方法使內邪、寒邪由皮表發散到體外，一般就能治好。如果沒有得到及時調治，邪氣繼續入侵，進入絡脈的話，就會出現絡脈充血、顏色改變等症狀。邪氣近一步進入經脈，病情就會加劇。邪氣若繼續侵犯，留於筋骨間，這時就會出現筋脈痙攣拘急、骨骼關節腫痛等症狀。可見，皮膚就像一道屏障，抵禦著邪氣的侵襲。

我們常說「肺主皮毛」，這裡的「皮毛」指的是「表皮」，肺通過宣發作用，將氣血津液敷布於皮毛。肺氣充足，機體就不易受外邪的侵襲，皮膚也會因足夠的滋養而變得滋潤而光亮。若肺氣虛弱，外邪就易乘虛而入，皮膚也易乾燥晦暗。所以如果女孩子皮膚特別乾、沒有光澤的話，可以多喝銀耳雪梨湯、杏仁茶等來潤肺，一般都會取得很好的效果。

表皮上還有許多的毛孔，毛孔在中醫中叫「玄府」，又稱「鬼門」。「鬼」古代通「魄」，肺藏魄，肺氣就是通過毛孔與外界相通的，因此自然就是「鬼門」了。我們平常說到呼吸功能，一般人都會認為是靠鼻腔呼氣吸氣來完成的，其實毛孔也是參與其中的。由於皮膚「遍身毛竅」，古人又發明了敷貼法，就是將藥物研末，並與不同的液體調和後製成糊狀物，敷貼於特定部位，這樣藥效便可透過皮膚直達患處，從而達到治療的效果，腰痛了貼膏藥，以及三伏貼、三九貼等能治病，就是這個原理。此外，還能進行藥浴。比如女孩子如果臉上起痘痘（痤瘡）的話，可取十朵菊花用熱水泡開，待水溫後洗臉。或者將菊花五十克分成三份，水三碗，將水燒開後放入第一份菊花，大火煮開，待其變色後撈出，再放入第二份菊花，同樣煮至變色，撈出，放入第三份菊花，之後將煎成的藥液倒入玻璃瓶中保存起來，每天潔面後用化妝棉蘸一點點敷臉，早晚兩次，也有效果。白領女性因為經常面對電腦，皮膚易乾燥脫水，也可試試這個辦法，可使皮膚細嫩潔白、光亮潤滑。

如果你想減肥的話，養肺就不管用了，因為脂肪不屬於表皮，也不屬於真皮，它屬於皮下組織，這時就得調理三焦了。

脂肪是怎麼來的呢？大家知道吃飯會長肉，而不吃飯的人絕對胖不了，這說明脂肪是由飲食化來的。飲食進入人體之後，先經過脾胃的運化，然後再經三焦的氣化，轉化成為膏脂，如《黃帝內經》載：「五穀之津液和合而為膏者，內滲入於骨空，補益腦髓。」也就是說，骨髓、腦髓就是滲入骨內、顱內的脂肪。沒有滲入骨內的固體成分分為兩種：在外面包裹覆蓋臟器的白色部位叫膏，皮下黃色的叫脂，膏脂液化，能充盈骨髓、腦髓，營養心腦；膏脂氣化，能變成能量，溫養臟器。打個比方，它就像一床被子，起著保溫、保護臟器的功效。當人體元陽足的時候，氣化能力就強，脂肪被完全吸收了，這樣的人就精瘦；元陽不足，三焦氣化能力弱，吸收脂肪的能力就差，人就會胖，現在有些愛美的女性為了減肥去抽脂，這樣對身體的傷害是很大的，因為你人為地把脂肪剝離了，這就好比把臟腑的保溫層和能源給掐斷了。而且由於抽脂沒有從根本上解決問題，所以反彈的可能性很大，可謂是「費錢費力又不討好」。

想要減肥，就得養護三焦。三焦的氣化功能正常，脂肪自然而然就化掉了。那麼如何增強三焦的功能呢？養護三焦一個很好的辦法就是睡覺。根據子午流注的理論，亥時，也就是晚上九點至十一點之間周身氣血流注三焦經，這個時候睡覺，百脈得養，所以不要等到十一點才睡覺，那時就晚了。另外，八段錦中有一個功法，叫「雙手托天理三焦」，也對三焦有鍛煉效果。如果你覺得八段錦太難學的話，還有一個辦法，社區裡面一般都有吊環或是單槓，可雙手握緊吊環，身體懸空，注意下身不要彎曲，而是努力伸直，全身綳緊成一直線。每天鍛煉十五至二十分鐘，也有助於打通三焦經。

皮膚病了，丟的不僅是「面子」，也丟掉了健康。所以從現在開始，學會養護皮膚，給身體築起一道自然的屏障，病邪自然也就無計可施了！

【哀兵必勝】

「哀兵必勝」中的「哀」做悲憤激昂解。當一個人處於哀的狀態時，他的氣機處於一個收斂的狀態，當它完全爆發出來時，能量是很大的。所以古代軍事家往往會運用士兵的這種情緒，達到出奇制勝的效果。

兵法云：「哀兵必勝，驕兵必敗。」關於「哀」字，很多人誤做「悲傷」解，「悲傷的軍隊會勝利」，這從常識上講不通。其實，「哀」在此處的意思是悲憤激昂，也就是說，兩軍對陣之時，受到侮辱而奮起抵抗的軍隊往往會取得勝利。為什麼這樣講呢？從中醫的角度來看，悲傷、悲憤的情緒是從肺來的，肺主悲和憂，其聲為哭，所以我們傷心時會號啕大哭，而且有的人哭著哭著就昏過去了，就是因為悲傷太過，把肺氣給傷了。有的小孩子愛哭，這樣的小孩子一般都容易感冒，有流感每次都躲不過去，也是因為傷肺氣了。因為肺主皮毛，肺氣虛，皮毛得不到足夠的滋養就無力抵抗外邪，人也就特別容易生病。這樣的孩子，可以多吃一些補肺的食物，如白木耳、百合、燕窩、白果、花生、蓮藕等。

悲和哭是不一樣的。「悲」只是一種意念，是一種情緒，悲則氣散；而哭是一種宣洩，是肺的宣發功能的一種表現，所以很多人哭過之後，都會感覺痛快許多，憋悶的感覺消失了。我們所說的「哀兵」，就是處於一種悲的狀態，這時體內的氣機呈現一個壓抑的狀態，當它爆發出來的時候，是會很強烈的。這就相當於開弓拉箭，讓弦繃到一定的程度，箭就會以強有力的速度射出去。肺藏魄，「魄」代表著人的魄力、氣魄，它是舍於氣的，當人的肺氣足時，魄力就足；反之肺氣虛，魄力就小。肺氣足，表現在外形上就是胸的輪廓很充實，這樣的人看上去往往是「雄赳赳，氣昂昂」，而有些人卻總是躬身塌背，這樣的人給人的感覺沒魄力，原因就是他的肺氣不足。

我們再回過頭來說「哀兵」。當士兵處於憂憤悲傷狀態時，它的氣機是收斂的，當它突然暴發出來時，能量就能貫穿於全身每一個毛孔，這樣的人力量就會倍增，所以才有了一句俗話，叫「請將不如激將」，或是「兔子急了也會蹬鷹」，有經驗的將軍都會應用這種心理，像背水一戰的韓信，破釜沉舟的項羽，用的就是這個辦法。

同樣，魄力也是可以養起來的，比如有些人小的時候膽子很小，但長大後很可能「膽大包天」，什麼都不怕，原因就是它的臟腑在一點點強壯，肺氣足，魄力自然也就變大了，所以想要培養一個人的魄力，先從養肺開始。

如何養肺呢？先說吃，吃什麼呢？吃白色的食物。中醫認為五臟與五色相對，肺五行為金，色白。中國人常說「紅白事」，指的就是喜事和喪事。白色是金的顏色，「金曰從革」，「革」就是變革的意思，金屬能彎能屈、能鍛造，這就是「革」，後引申為肅殺、沉降、收斂之意。家裡死了人，就是肅殺，所以用白色來代替；而紅色是火的顏色，五臟中與心相應，心在志為喜，所以有喜事了，中國人喜歡用紅色，這是五行在生活中的運用。白色入肺，所以多吃白色食物可養肺。

說完吃，再來說「動」。大家知道，運動員的肌肉特別發達，肺活量也很大，這與他們長期堅持鍛煉是分不開的，你可能會說，肌肉是由脾所主的，與肺有什麼關係呢？中醫認為五行是相生相剋的，在脾裡五行屬土，而土可生金，所以當一個人的脾氣足時，他的肺氣自然也就足了，在中醫裡，這叫「培土生金法」，所以平時多參加一些體育鍛煉，就能達到養肺的效果。如果不喜歡太過劇烈的運動，也可以做「撮穀道」。前面提到過這個方法，但說得並不詳細。「穀道」是肛門的雅稱，因為肛門為「五穀殘渣之瀉道」，所以才有此名。「撮」就是收縮上提，做的時候要配合呼吸，吸氣時提肛，連著會陰一起上升，保持幾秒鐘後呼氣，慢慢放鬆，然後再吸氣，提肛，如此反覆三十次，每日早晚兩次即可。「撮穀道」的目的其實就是「把好大門」，不讓肺氣下泄，經常做此功法可使肺的宣發、肅降功能得到調節，對於防治中老年人痔瘡、脫肛、肛裂及冠心病、高血壓以及前列腺疾病也是有作用的。

最後就是調情志了。因為悲能傷肺，所以想要養肺，就得把這種悲傷的情緒化解，如何化解呢？中醫認為「喜勝悲」，喜並不單單指喜事，它指的更是情緒上的放鬆。

古人有句話，叫「禍兮福之所倚，福兮禍之所伏」，「哀兵」雖說在戰時有時能達到「必勝」的奇效，但如果生活中放任這種情緒就會傷害到我們的健康。養生的目的是使人體維持一個平衡和諧的常態，所以有了悲哀的情緒要及時化解，而不能任其發展。

【明察秋毫】

「東」中間是個「日」字，外面是個「木」字，東方五行屬木，而「日」則代表日出，太陽每天是從東邊升起來的，所以兩個字一組合，就是「東」了。從中醫上來說，東方是太陽之氣，我們東方人稟受的就是太陽之氣，再加上氣血充盈，所以毛髮就濃密而有光澤。

「明察秋毫」原意是指人的目光敏銳，任何細節都能觀察到，後來多用以形容人能洞察事理，明辨是非。

什麼是「秋毫」呢？所謂「秋毫」，指的就是秋天鳥獸身上新生的絨毛，養過寵物的朋友應該知道，貓狗等動物春天會脫毛，以度過炎熱的夏天；秋天身上又會長出細細的絨毛，隨著天氣逐漸變冷，這些絨毛也會慢慢變長變粗，以抵禦冬天的嚴寒。

由於初生的絨毛又細又軟，所以用來比喻極細微的事物。還有個成語叫「秋毫無犯」，經常用來形容軍紀嚴明，哪怕是一苗一禾、一草一木，也不敢輕易損毀，這裡的「秋毫」，也是同樣的意思。

動物不像人類會製造衣服，皮毛對於它們來說是調節體溫的工具。那人類長毛髮又是為了什麼呢？《毫毛望法提綱》認為：「其經之血氣盛，則充膚熱肉，血獨盛，則滲灌皮膚，生毫毛。」也就是說，毫毛是氣血盛的表現。我們知道，頭髮還叫「血餘」，就是因為它是由血所化，所以氣血足的人，頭髮就特別多，反之頭髮就會稀少。如果你去觀察人的毛髮，會發現它們之間的區別很大，有的人毛髮很細，有的則很粗；有的人毛髮有光澤，看上去特別漂亮；有的人則毛髮枯槁，看上去死氣沉沉，中醫認為這是由「氣血多少清濁盛衰」所導致的。

毛髮也有一個萌發、生長、旺盛、衰退的過程。我們知道，嬰兒呱呱墜地之後，是有胎毛的，這就是毛髮的萌發階段。女孩長到七歲，男孩長到八歲時，頭髮、眉毛、睫毛基本上就成形了。到了青春期，少男少女會慢慢長出腋毛、陰毛，這是因為天癸發育成熟，任脈、衝脈都通了，精血更加旺盛，這時的毛髮處於生長期。女性到了二十八歲，男性到了三十二歲，毛髮生長到了極點，是旺盛期，這時男性的鬍子、女性的頭髮都是最濃密的。而後就進入了衰退期，女性過了三十五歲，男性過了四十歲，陽明經開始衰弱，頭髮、鬍鬚就開始慢慢變白了。由此可見，毛髮也是隨著人體的氣血盛衰而不斷變化的。

就個體而言，毛髮也是有所不同的，比如有的人頭髮長得特別快，有的人毛髮特別有光澤，有的人則恰恰相反。之所以會有這些區別，是因為經脈氣血的多少不同。《靈樞》認為：「足陽明之上，血氣盛則髯美長；血少氣多則髯短；故氣少血多則髯少；血氣皆少則無髯，兩吻多畫……」比如三國時的關羽有個外號，叫「美髯公」，這說明他胃經的氣血是很旺的，氣血足，毛髮得到的營養就多，鬍子就特別漂亮。有些人則天生不長鬍子，這是因為他的氣和血都不夠用，這就好比貧瘠的土地總也長不出莊稼來一樣。這種人中醫叫「天宦」，它與真正的宦官是不一樣的，真正的宦官，也就是我們所說的太監，也不長鬍子，這是因為它的宗筋（陰器）被切除了，傷了衝脈，血瀉出去回不來了，這是一種人為的干預；天宦則是由於先天的原因。

女性為什麼也不長鬍鬚呢？也是氣血不夠用嗎？不是。我們知道，女性的生理結構與男性是不同的，女性有月經，每個月都會失血，這樣就會導致氣有餘而血不足，鬍鬚為血所化，血不足自然也就長不出來了。其實不僅是鬍鬚，眉毛、腋毛、腿毛的強弱都與氣血有關。以眉毛為例，「足太陽之上，血氣盛則美眉，眉有毫毛；血多氣少則惡眉，面多少理」，「手少陽之上，血氣盛則眉美以長」。足太陽是膀胱經，手少陽是三焦經，也就是說，眉毛是否濃密、漂亮，與這兩經氣血充盈與否是相關的。生活中有些女孩子眉毛稀、色淡，應該注意調養膀胱經和三焦經。膀胱經走後背，它是沿著督脈的兩側循行，所以平時可以多拍打後背，或是捏脊也可以刺激到；三焦經則可以通過做拉伸動作，比如吊環、單槓等鍛煉到。另外就是晚上九時準時入睡，這樣也可使三焦得養，三焦通則百脈皆通。把兩條經脈養好了，眉毛不用畫也會很漂亮。

可見，無論是出於健康考慮，還是為了容貌的俏麗，女性都應該養好氣血，特別要注意養血，所以中醫才有「女子以血為本」的說法。雖說養氣血的方法很多，比如艾灸、食療、運動、藥物等都是不錯的辦法，但許多人卻難以堅持下來，這就使得效果大打折扣了。下面教給大家一個簡單的養氣血的辦法——吃大棗。你可別小看大棗，它補氣血的功效可是很好的，《長沙藥解》認為：「大棗，補太陰之精，化陽明之氣，生津潤肺而除燥，養血滋肝而息風，療脾胃衰弱。」脾胃是氣血生化的源頭，脾胃強健，氣血自然也就充足了。氣血虛弱的朋友每天吃三、五枚大棗，對補益氣血有很好的效果。

正所謂「牽一髮而動全身」，這小小的毛髮裡居然也有如此奧秘，中醫文化的深邃，由此可見一斑。

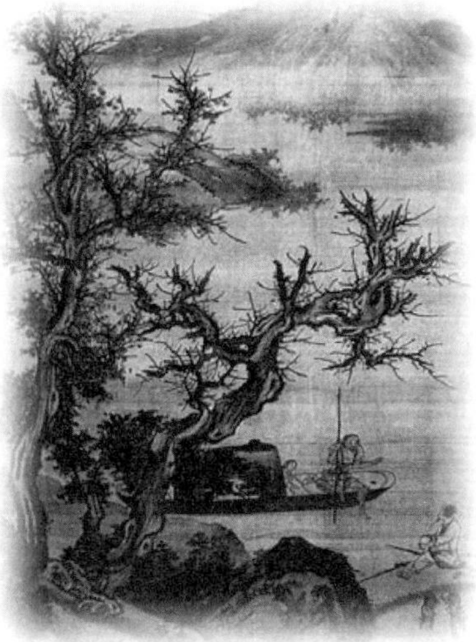

【愁腸百結】

「愁」字上面是「秋」，下面是「心」，秋天自然界一片肅殺氣氛，此時氣機收不好，就易傷肺，肺氣不足，人就易產生悲傷之情，所以人們便用「秋天的心緒」來代指「愁」了。

「愁腸百結」原意是說憂愁苦悶的心腸好像結成了許多疙瘩，常用來形容愁緒鬱結，難以排遣，原出自《敦煌變文集・王昭君變文》。

「昭君出塞」的故事應該是婦孺皆知了，《王昭君變文》講的就是昭君出塞的故事。昭君出塞後被立為妃，但她懷念故國，最後抑鬱而終，文中有「日月無明照覆盆，愁腸百結虛成著」一句，用來形容昭君的思鄉之情，後來「愁腸百結」專門用來形容人的愁緒難以排解。我們來看這個「愁」字，上面是「秋」，下面是「心」，也就是說「秋天的心緒」就是「愁」了。為什麼「心」上是「秋」，而不「夏」或「冬」

或其他什麼字呢！

我們說過，秋在五行屬金，金代表肅殺、沉降、收斂，如秋風掃落葉，天地之間是一片肅殺之氣。此時人的神氣也要與之相應，呈一種「收」的態勢，這叫「使秋氣平」，也就是說減少秋天的殺伐之氣對身體的傷害。如果你「收」不住怎麼辦呢？那就容易把肺氣給傷了。而肺又主悲，肺氣不足的人就愛哭哭啼啼的，因此秋天人們多會有一種傷感的情緒。現代研究也認為，人在十月份後易出現季節性抑鬱症。據巴黎的一份統計顯示，秋冬出現抑鬱情緒的概率比平時要高出百分之二十左右。

你可能會說，這裡講的是肺，與大腸又有什麼關係呢？中醫認為，肺和大腸的是表裡關係。何謂「表裡」？打個比方，就相當於西瓜的皮和瓤。雖說肺和大腸相距較遠，不像脾胃那樣緊密，但我們所說的表裡是從經絡的角度來說的。大家看一下肺經和大腸經的循行路線，就會發現肺經和大腸經是相接的，故中醫上有「肺脈絡大腸上隔，大腸脈絡肺下隔」的說法。五臟中，肺的位置是最高的，把其他四臟都罩在下面，所以有「華蓋」的稱謂，因為高，所以可以居高臨下，節制一身之氣。我們能排便，一是要有一定的推動力，二是腸道要潤滑。肺氣有肅降的作用，這裡一推，糞便就排出來了；另外，肺氣肅降的過程中還會帶來津液，津液起潤滑的作用，使腸道不至於乾澀，這樣糞便的排出才能通暢。當人發愁的時候，氣機就像打了一個結一樣，不通暢了，上面的氣下不來，人排便就會出現困難，秋天很多人會受到便秘的困擾，原因就在於此。金又生水，肺金不足則腎水不生，腎精不足，人就會出現頭暈目眩、牙齒動搖、耳鳴耳聾等症狀。由於頭髮也要靠腎精來滋養，所以腎精不足還會導致頭髮脫落或發白，我們常說「愁一愁，白了頭」，也是這個原因。可見，愁緒對人體的影響是很大的，因為它傷的是多個臟腑，所以有了悲愁的情緒，就得及時化解。

如何化解呢？有人可能會說——喝酒，「何以解憂，唯有杜康」！酒有沒有解憂的功效呢？從某種程度上說是有的，因為酒是入肝經的，它可暢達肝氣，所以對於鬱鬱寡歡的人來講，喝點酒心裡就不那麼堵得慌了；但是，如果喝得太多就會變成反效果了，因為酒性熱，易傷陰血，肝是藏血的，陰血受傷，肝就會受損。這就好比燒水，肝就是鍋，而血是水，酒則是火。小火慢燒，水能變成開水；你如果大火猛燒，不僅會把水燒乾，鍋也會燒焦。血又為氣之母，肝血少了就會導致肝氣上犯，肝氣上頭人就頭暈，肝氣犯胃人就會嘔吐噁心。另外，肝火過旺還會反侮肺金，什麼叫「反侮」呢？就是五行中的某一行本身太過，使剋它的一行無法制約它，反而被它所克制，我們就拿上面的例子來說，水是剋火的，但如果水太少，不但剋不了火反而會被火燒乾，這就叫「反侮」。有些人肝火本來就旺，一喝酒更是「火上澆油」，這樣就會耗傷肺金，中醫上這叫「木火刑金」。有些人喝酒後會出現咳嗽、喘不過氣等現象，就是這個原因，此時治療應以宣肺平肝為主，肺又主悲，肺氣不足，人也易產生悲涼的情緒，這也就是我們所說的「舉杯消愁愁更愁」了。

也就是說，喝酒解憂不成立了，那麼我們心煩了怎麼辦呢？去找忘憂草！你別以為我是在跟你開玩笑，生活中真的有忘憂草，它的學名叫「萱草」，其花蕾俗名叫「金針花」，說到這裡，你應該恍然大悟了吧！

《本草注》謂：「萱草味甘，令人好歡，樂而忘憂。」因此才有「忘憂草」之名。古代遊子遠行之時，會在北堂種萱草，為的就是減輕母親對自己的思念之情，唐代詩人孟郊就有「萱草生堂階，遊子行天涯」的詞句。為什麼萱草有減輕憂愁的效果呢？《本草求真》對此有很詳細的論述：「萱草味甘而氣微涼，能去濕利水，除熱通淋，止渴消煩，開胸寬膈，令人心平氣和，無有憂鬱。」從這句解釋中可以看出萱草有開胸理氣的效果，心平氣和了，人自然也就沒有憂愁了。又由於萱草花形漂亮，所以也可以當作觀賞植物種植，平時在院子裡、陽臺上多種幾棵，心緒煩悶的時候多看看，心情就會好很多了。

萱草還有一個最佳搭檔——合歡。古人有「合歡蠲（意思是拋棄）忿，萱草忘憂，愚智所共知也」的說法，可見古代對萱草和合歡的應用是十分廣泛的。合歡入藥始載於《神農本草經》：「合歡，安五臟，和心志，令人歡樂無憂。」合歡入心、肝、脾經，有解鬱安神、活血消腫的效果。關於合歡的功效，後人曾經總結出一首歌訣：「歡花甘平心肺脾，強心解鬱安神宜。虛煩失眠健忘症，精神鬱悶勞損極。」萱草和合歡搭配使用，則能起到「強強聯合」的效果，效果就更好了。具體怎麼用呢？取萱草二十克、合歡花十克同置鍋中，加適量水煎煮二十分鐘後去渣取汁，然後調入兩勺蜂蜜，每天一次，睡前溫服。萱草能除煩安眠，合歡花解鬱安神，兩者合用對於虛煩不安、憂鬱煩惱、心煩失眠等有很好的治療效果。

中國有句俗話，叫「心病還需心藥醫」，萱草合歡雖好，卻只能解病，不能救心。雖說人生於俗世，沒有幾人能不為俗務所累，但學會給心靈減負卻是必須的。

【弱不禁風】

弱不禁風的人重點不全在「瘦」上，主要還是「弱」，這就要求我們要養好一身肺氣，要健康，不要「弱不禁風」，不要感冒。

「弱不禁風」多是說那些身材纖瘦的女子，有著楊柳般的腰肢，同時又十分柔弱，彷彿風一吹就會倒，容易讓人生出憐愛之心，但弱不禁風的人，重點不全在「瘦」上，主要還是「弱」，就像一棵沒有長起來的小樹苗，風一吹就晃，沒有定力，說白了就是身體不夠強壯。

怎樣理解這個「風」呢？醫學裡風邪有內外之分，一般所講的風邪為外風，即自然界的風邪，這裡所說的也是外風。風邪是外感疾病的罪魁禍首，平時我們感冒就會說是「傷風了」、「著涼了」。自然萬物中，一般靜為陰，動為陽，風是流動的，為陽邪，其性開泄，具有升發、向上和向外的特點，所以它最容易侵襲人體的上部和肌表。拿外感頭痛來說，因頭部處「高巔之上」，「唯風可到」，所以人體受了風寒頭部首當其衝，就會出現頭痛，這也是中醫裡說的「傷於風者，上先受之」。

那麼什麼樣的人最是「弱不禁風」的那一類呢？肺不好的人。因為肺主皮毛，皮膚相當於一座屏障，一道防風牆，肺氣不足，這道「牆」就不牢固，風邪自然就可以乘虛而入了，這也是我們重點要講的肌表受風。

中醫上的皮毛包括皮膚、汗腺和毫毛等組織，為一身之表，也就是肌表，它們和衛氣一同抵禦著外邪的侵犯。

什麼是衛氣呢？《黃帝內經》裡說：「清者為營，濁者為衛，營行脈中，衛行脈外，營周不休。」營衛之氣都是水穀化生的精微物質，其中最精華的部分是營氣，即營養物質，它們分佈在血脈之中，隨血液循環營運全身。與之相對的則是衛氣，衛氣是水穀之氣中慓悍滑疾的部分，行於脈外，但仍然是依傍脈道而行。《黃帝內經・素問・痹論》裡說的是：「循皮膚之中，分肉之間，熏於肓膜，散於胸腹。」「分肉」這裡泛指肌肉，因為古人認為肌肉是赤白相分的，外層為白，內層為赤；也指接近骨的那部分。這句話是說，衛氣行於脈管外的分肉間隙，它不僅能夠溫煦肌肉和皮膚，同時還可溫養臟腑組織。《靈樞・本藏》裡認為：「衛氣者，所以溫分肉，充皮膚，肥腠理，司開闔者也。」認為衛氣還具有滋養腠理，開闔汗孔，護衛肌表，防禦外邪入侵的作用。古代軍事上的一個常用詞就是「安營紮寨」，如果把營氣比作軍營內的士兵，那麼衛氣就是外面守寨的將士。「衛」有保衛、護衛之意，外層看守牢固了，大營才不容易被侵犯到，因此衛氣有屏障防衛的作用。而風是無孔不入的，衛氣充足，肌膚腠理緻密，人的抵抗力才強；相反，衛氣不固，皮膚腠理疏鬆，那麼病邪就洶湧而至了。

衛氣對人體有如此重要的護衛作用，卻又是決定於肺的。為什麼這樣說呢？中醫裡講肺主氣，這個「氣」不僅僅是呼吸之氣，還指一身之氣，這就包括營衛之氣。中醫認為，肺有宣發衛氣的作用，它通過宣發衛氣，調節腠理的開闔，該開的時候，將代謝後的津液以汗液的形式排出體外；該闔的時候，又能關閉「城門」，抵禦外邪入侵，因此衛氣也由肺所主。

由此可見，一個人能不能禁得住風，自身肺的強弱總是脫不了關係的，肺氣足，就不容易受風邪，不易得感冒；如果肺氣虛的話，有點風吹草動，他肯定就「中招」。比如大家同在一個辦公室上班，有人感冒了，肺氣虛的接著就會被傳染，而肺氣強的人卻沒事。

肺氣虛的人不僅少氣乏力，易患咳嗽、哮喘等支氣管病症，他的「弱」還反映在面部。肺屬金，為白色，且肺主皮毛，所以肺氣虛的人面色蒼白，神情疲倦。此外「弱」還表現在聲音上，氣不足則聲無力。一些人說話嗓門特大，總是聲如洪鐘，這是因為他的肺氣足；而肺氣不足的人聲音則低怯微弱，給人的感覺就是「嬌滴滴」的，這是因為他的肺氣虛。此外，肺氣不足還容易虛喘、氣短，同樣上下樓，肺氣足的人可能沒事，而肺氣虛的人就像做了很長時間的運動一樣氣喘吁吁。

肺氣虛可因久咳或重病造成。還有一種原因是勞傷，這其中包括勞力、勞神和房勞的過度。清代的《醫學心悟》裡認為肺氣虛有脾虛的原因，因為土可生金，土不足，金自然少。

現代人都以瘦為美，爭先恐後地加入減肥隊伍，其實，該要養「膘」的時候還得養，如果連健康都沒了，美麗還有什麼意義呢？北方人在秋天講究要「貼秋膘」，為的就是把肺氣補足了。多了一層皮下脂肪，冬天就多了一道抵禦風寒的屏障，人也就不容易感冒了。說到吃，對於肺氣不足的人，可以在飲食上下些工夫，多吃一點補肺氣的食物，比如花生、山藥、黃耆、百合、銀耳等，都有很好的補益肺氣的效果，藥膳像山藥銀耳湯、山藥薏米粥就是不錯的選擇。

我們還可以在肺經上取穴，通過按摩來補肺氣。肺氣不足時常覺短氣，「氣不夠使」，這時可以按摩一下太淵穴。伸出左臂，右手掌心朝上握住左手臂，左手掌心也朝上，右手拇指沿著左手腕橫紋放置，此時，彎曲拇指，在左手腕的大筋外側凹陷處，可以摸到脈搏之處，便是太淵穴。「肺朝百脈，脈會太淵」，此穴是肺經原穴，也是補肺氣的要穴。我們用一隻手的手掌，輕輕握住另一隻手的手腕，握手腕的那隻手拇指彎曲，指腹抬起，用指甲尖處輕輕按壓太淵穴，會有微微酸脹的感覺。經常這樣點按二、三分鐘，對肺氣虛的人有很好的補氣效果。肺氣足了，還能發揮止咳化痰的作用。

還有一個重要穴位是魚際穴。由於這個地方形似魚腹，且在手掌赤白肉的交際處，故以此名。魚際穴是肺經上的滎穴，滎穴主要應用於發熱病症，所以魚際穴善於退熱瀉火，特別是去肝火。肺氣受損主要有兩大原因：一個是寒氣，另一個就是肝火。因為肝火易傷肺陰引發咳嗽。在中醫的五行理論裡，本來是金剋木的，肝怎麼又反過來犯肺呢？因為肝屬木，木生火，木火刑金，所以我們見有些老人一生氣來就不斷地咳嗽。對此情況，點揉魚際穴，能瀉火益肺陰，止咳定喘的效果很好。此穴位於手掌拇指側、肌肉隆起的邊緣，按摩時，可正坐，左手掌心向上，右手四指在下，拇指在上輕輕握住左手，將左手掌（不包括手指）從前向後平均分為四份，右手拇指平行腕橫紋，握住靠近腕關節的四分之一處，此時右手拇指指尖處赤白肉際處就是魚際穴。

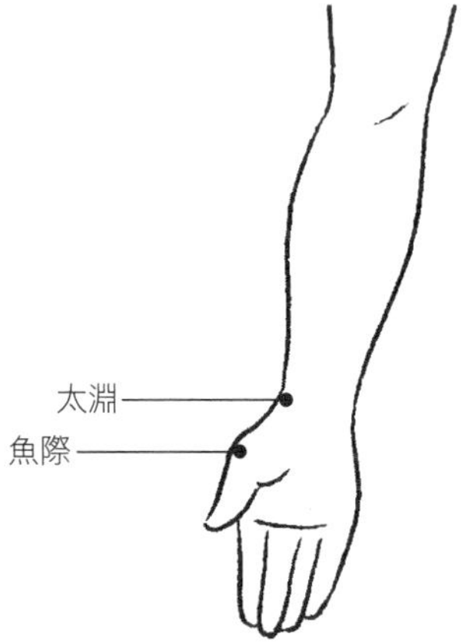

圖九　太淵穴、魚際穴

雖說感冒咳嗽常人都不可避免，但保證一身充足的肺氣，風邪就會退避三舍。總而言之，要保持身體強壯百邪不侵，對於身體嬌弱的人，更是如此，切不可讓「弱不禁風」成為一種常態。

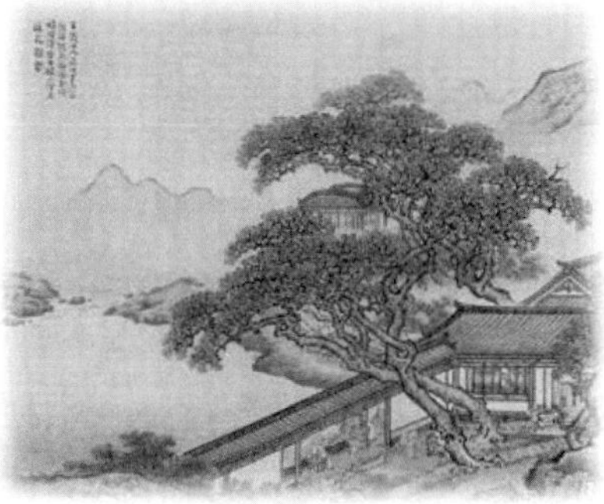

第三輯

肝

將軍之官，謀慮出焉

魂牽夢縈

肝膽相照

怒髮衝冠

過目不忘

暴跳如雷

肝腸寸斷

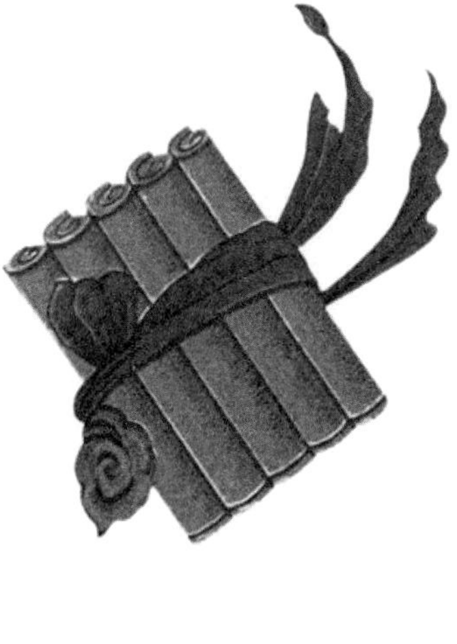

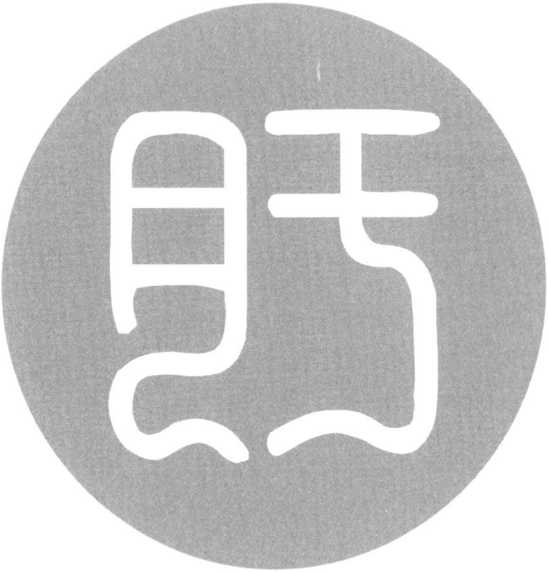

【魂牽夢縈】

為什麼人們白天不做夢，都是在晚上做夢的呢？這是因為白天人們的心神是活動的。神是主人，魂就是僕人，神把魂看住了，我們才不會「白日做夢」，而到了晚上，神處於一種休息和抑制的狀態。魂沒有約束了，就會獨自行動，這就表現為夢。

中國有個成語，叫「魂牽夢縈」，用來形容思念某個人，到了做夢都能夢到他（她）的地步，相信許多熱戀中的人都曾有過這樣的感覺。

我們來看這個成語，從結構上來講，它是聯合式的，「魂牽」是因，「夢縈」是果。為什麼做夢跟魂扯上關係呢？現在就從中醫的角度來探討一下。

中醫認為，夢與臟腑的關係極為密切，在中國傳統文化中，夢被稱作「五臟的附體」，也就是說，通過夢境便可以反映出臟腑的虛實，關於這一點，《黃帝內經・靈樞・淫邪發夢》曾有過詳細的論述。五臟之中，以心為貴，為君主之官。心五行屬火，如果邪氣入心的話，就容易夢見著火、救火，或是燒烤、焚燒之類的事；肺五行為金，邪氣入肺的話，就容易夢見與人廝殺，或者鮮血淋漓的場面，或者是金石兵刃等；如果在夢裡見到大片的森林，那就說明肝在向你預警了，因為肝五行為木；腎為水，邪氣入腎的話，就容易夢見掉進河裡，或被水淹、被水圍困等景象；夢見丘陵土地，或是泥石流、房屋倒塌了，說明邪氣已經入脾了，因為脾是屬土的，這是在體內正氣虛、邪氣盛的情況下所做的夢。

五臟之氣過於亢盛，也會在夢中有所反映。心主喜，當心氣過旺時，就會夢見高興的事，比如買彩票中大獎、撿到錢包等；肺氣過盛，就會夢見傷心的事，比如與戀人分手了，或是哭得撕心裂肺等，因為肺是主憂的；肝主怒，肝氣過盛，你可能會夢見與別人拌嘴吵架，或是生了很大的氣；夢見唱歌聽音樂，或是重複白天未完的工作，那就是脾氣過盛了，因為「脾主意」，所以白天的事往往會出現在夢裡，這種夢一般是很有條理的，就像電視連續劇一樣有一定的延續性，有的人醒後繼續睡，還會接著上次的夢繼續往下做；還有些人經常做噩夢，比如夢見厲鬼，或是被人追殺、被野獸撕咬等，這說明他的腎出問題了，因為腎是主恐的，它出了問題，人就容易被噩夢糾纏。正因為夢與臟腑的關係如此密切，所以高明的醫家通過一個人的夢境就可以診斷出他患的病來，在中醫中，這叫「夢診」。《備急千金要方》就說：「善診候者，亦可深思夢意，乃盡善盡美矣。」也就是說，夢診再加上其他的診斷方法，比如望診、脈診等，那麼給人治病時就比較完善了。這樣的醫者，醫術才真的算是爐火純青了！

雖說夢與五臟都有聯繫，但這聯繫也是分親疏的。夢在五臟中與誰的關係最大呢？答案是心與肝。為什麼這麼說呢？因為心是主神的，也就是說，凡是思維意識方面的事，它都管。「隨神往來者謂之魂」，而魂是藏於肝的。為什麼人們白天不做夢，都是在晚上做夢的呢？這是因為白天人們的心神是活動的，神是主人，魂就是僕人，它像個跟班一樣天天跟著神，受到神的節制，不能到處亂跑，所以我們才不會「白日做夢」；而到了晚上，人睡覺了，這時神處於一種休息和抑制的狀態，魂沒有約束了，就會獨自行動，這就表現為夢。為什麼有的人夢多，有的人夢少呢？夢少，說明魂是安定的，它不到處遊蕩，而是安安靜靜地待在肝血裡，「肝藏血，血舍魂」，這樣的人肝血一般都很足，所以能看住魂；如果肝血虛的話，魂就不老實了，它不在肝裡面待著，而是到處遊蕩，這時人的夢就會多，有的一個接著一個，一夜下來感覺特別累。對於這種情況，首要做的就是養肝血，肝血足了，對魂就有收攝的能力，睡眠也就好起來了。中醫有一個著名的方子，叫「酸棗仁湯」，正好可以用來治療這種病症。

現在有些人由於工作的原因，晚上不睡白天休息，時間長了，這樣的人就容易出問題。出什麼問題呢？中醫叫「神魂顛倒」，本來神是主人，魂是僕人，現在反過來了，時間久了就會傷身。

中醫還有種病，叫「離魂」，這種病在古籍《奇症滙》裡曾有記載。裡面講到一個叫徐太乙的人有個女兒，年十六，自幼許配名門望族。後來徐家衰落，此女成天為自己的婚事憂心，結果好多天不吃不睡。有一天太乙去集市上賣絲，他的女兒躺在床上，便知父親賣了多少絲，得了多少錢。別人問她是怎麼知道的，她說剛才隨父親去了趟集市。等到太乙回家，家人一問，果然與女兒所說一致。這就是典型的離魂症。後來醫者用人參、黃連、龍齒入藥，才把此病給治好了。人參補元氣，黃連清心養神，龍齒鎮心安魂，三味藥材合用能收攝神魂，病也就好了。

心不藏神，肝不藏魂，多因肝血不足所致。所以，大家在生活中一定要注意養好心神，能不熬夜就不熬夜，好好休息是養肝血最好的辦法，也是對心神最好的呵護。

【肝膽相照】

「肝膽相照」常用來形容可以同生共死的朋友，但從中醫的角度來看，肝膽相照所包含的意義遠不止這些。肝和膽無論是從位置、功能還是循行路線上，都是一對不離不棄、榮辱與共的「鐵哥們兒」！

關於「肝膽相照」，《現代成語詞典》的解釋是比喻真心相見。從中醫角度來看，肝與膽的確是一對不離不棄、榮辱與共的「鐵哥們兒」。

我們先從解剖學的角度來看，肝位於人的腹腔內，橫膈之下，右肋之後；膽的投影位置在右肋下，是一個中空的囊狀器官，通過筋膜依附於肝，從位置上來講，兩者可謂是「形影不離」。

從功能上來講，肝屬「臟」，膽屬「腑」。「臟」通「藏」，是儲藏、閉藏的意思，它有一個特點，就是「藏而不泄」，所以凡是「臟」，比如心、肝、腎等都是實性臟器，從性質上來講，它是內在的、下降的，屬陰；再來看「腑」，「腑」通「府」，凡是「府」都是空的，否則就沒有辦法住人，所以它的特點就是「泄而不藏」，所以腑都是空腔器官，像膽、胃、大腸、小腸都屬於腑，從性質上來講，它是外在的、上升的，屬陽。在十二經裡面，陽經多是腑（手陽明大腸經、手少陽三焦經、手太陽小腸經、足陽明胃經、足少陽膽經、足太陽膀胱經），陰經多是臟（手太陰肺經、手厥陰心包經、手少陰心經、足太陰脾經、足厥陰肝經、足少陰腎經），所以十二經的分配，臟是屬於陰的，腑是屬於陽的，所以肝跟膽的關係是一陰一陽。

膽是空心兒的，屬腑，但與其他的腑相比，它卻有點與眾不同。我們說了，腑是「泄而不藏」的，但膽除了能泄外，還能藏，這就兼具臟的功能了。《東醫寶鑒》說：「肝之餘氣，溢入於膽，聚而成精。」膽汁由肝之餘氣凝聚所成，這說明它能「藏」；等到我們進食時，膽汁又會疏泄於腸道促進食物的消化和吸收，這說明它能「泄」。正是由於它的這個特點，所以才被稱為「奇恆之腑」。「奇」，異也；「恆」，常也。「奇恆之腑」的意思就是似臟非臟，似腑非腑，異乎尋常的一種器官。除了膽以外，腦、髓、骨、脈、女子胞也都屬於奇恆之腑。

再從經絡的循行路線上來看，肝經主要在人體的內側，所以為裡；膽經主要在人體的外側，所以為表，它們是表裡的關係。膽經的一支出腳背的毫毛處，與肝經相連接。有人曾經做過這樣一個實驗，從動物的體內取出完整的肝和膽懸掛在高處，在室溫下，它們可以保持很長時間，一旦膽囊破裂，膽汁流出來了，肝臟也就保不住了，很快就會腐爛掉。由此可見，肝和膽真的是「生死與共」。

從情志上來講，兩者也是密不可分的。中醫認為肝為「將軍之官，謀慮出焉」。將軍與莽夫不同，他得有謀略，做事要深思遠慮。所以，肝功能正常的人，做事都是不急不緩，處事十分周到的。如果你的性子特別急躁，做事易衝動，事後又往往會後悔，這說明你的肝氣升發的太過了；反之，肝氣升發不足，這種人做事總拿不定主意易錯失機遇。膽呢？它是「中正之官，決斷出焉」。膽氣足的人，說什麼就是什麼，這種人給人的感覺就是「有魄力」、「膽識過人」；膽氣不足，人就愛多疑，做事猶猶豫豫，給人的感覺就是「膽小」、「畏首畏尾」。「謀慮」跟「決斷」是缺一不可的，只謀不斷，就是空想；不謀只斷，就是臆想，正如中醫典籍《類經》所說：「膽附於肝，相為表裡，肝氣雖強，非膽不斷，肝膽相濟，勇敢乃成。」拿生活中最簡單的事——喝酒來說，人喝酒之前跟喝酒之後是不是不一樣？喝酒之後，不愛說的愛說了，不敢做的事敢做了，所以民間才有一句俗語，叫「酒壯英雄膽」，就是因為酒精最先影響到肝，進而作用於膽，使他的性格發生了變化。

如果說肝膽相照的內涵是「一榮俱榮」，那麼在疾病的狀態下，兩者就變成「一損俱損」了。臨床上，肝病和膽病常常是互相影響的，比如一些病毒性肝炎患者如果長期得不到有效的治療，就會引發病毒性膽囊炎。另一方面，患有膽結石、膽道蛔蟲症或腫瘤的人，也易使細菌「逆流而上」，引起肝臟乃至全身的感染，所以臨床上才有「肝膽同病」的說法。

肝膽病有什麼症狀呢？最常見的是頭痛。中醫講「不通則痛」，有些人頭兩側經常性疼痛，這就說明膽經出了問題；有的人則是頭頂痛，這就是肝經上的毛病了。另外，肝膽病從眼睛上也可以看出端倪，因為目為肝之外候。如果發現某人眼窩深陷，目光無神，這說明他的肝氣不足了，這時可用幾片黃耆泡水喝，黃耆有「肝木之性」，跟肝是同氣相求的，所以補肝氣效果很好。相反，一些人如果眼球突出、眼袋大，脾氣又暴躁，這就是肝陽過亢了，這時可按足部的太衝穴跟湧泉穴，如果眼睛發黃、身體皮膚黃、小便也發黃，即為黃疸，需要及時到醫院進行診治。

肝和膽的關係如此密切，所以我們平時就得做到肝膽同養。怎麼養呢？首先就是做到不熬夜，熬夜會使肝膽喪失自我修復的時機，也易耗傷肝膽的陽氣，所以最好做到晚上十點就按時上床，十一點準時入眠，這樣對肝膽是一種很好的保護。再者要學會控制自己的情緒，不要動不動就發火，因為你一動怒，就會傷到肝。再就是多閉目，「久視傷血」，摒棄心中的一切雜念，多閉目養神，對肝臟也是一種很好的保護。

「肝膽相照」體現的不僅是一個「義」字，還反映出傳承了五千多年的中醫文化。

【怒髮衝冠】

怒髮衝冠這個詞在詞典裡面的意思是指人憤怒得頭髮直豎，頂著帽子。生活中，這個詞經常用來形容那些極端憤怒的人。關於這個詞的來歷，史記中有這樣一段記載。

古代趙惠文王得到了一塊稀世的玉璧，這塊璧是春秋時楚人卞和發現的，所以稱為和氏璧。可是這個消息被秦昭王聽說了，他想佔有它，便謊稱要用十五座城換這塊璧。趙王怕秦王騙他，於是派智勇雙全的藺相如帶了和氏璧出使秦國。秦昭王果然反悔，藺相如被氣得「怒髮衝冠」，最後他用智慧保住了和氏璧。

喜怒哀樂本是人之常情，中醫卻認為這些情緒與臟腑有著密切的聯繫，比如，心主喜，肺主憂，脾主思，腎主恐，肝則主怒。肝在人體中被稱作「將軍之官」，就是說肝像大將軍一樣，大將軍給人的感覺就是神貌威嚴，勇猛無敵，體現的是一種

「剛」，與文人的「文弱」截然不同。將軍一生氣，就會「吹鬍子瞪眼」，這是一般武將的特點。所以五志中它主的是怒，老百姓常說「氣得我肝疼」，氣就是「怒」而不得發洩，這樣就會影響到肝了。

儘管生活中每個人都會生氣，但是在平常生活中還是有這樣一群人，他們的情緒特別容易激動，對別人來說根本不算什麼的小事，到了他們這裡卻大發雷霆。他們的脾氣為什麼會這麼大呢？中醫認為這是「肝經火旺」，也就是在肝所屬的經脈上有火，通常用「性格火爆」來形容這樣的人。其實這些人容易發怒就是由於肝失疏泄造成的。在五臟中，肝主怒，喜條達，主疏泄，肝的疏泄功能正常，則氣機調暢，氣血調和，心情就開朗；相反，肝疏泄的功能如果受損，肝氣就會鬱結於心，人的心情就容易抑鬱了。

如果您是一個「沾火就著」的人，那可不是什麼好事，正如《黃帝內經》中所說：「百病生於氣。」為什麼這麼說呢？因為肝臟當中貯存著人體大量的氣血，而「怒則氣上」，氣在這裡指的是肝氣，肝氣是喜暢達而不喜歡抑鬱的。在正常情況下，肝氣既不能抑鬱，也不宜過亢，如果受到過度的精神刺激，肝氣就會升發而上逆，我們發現一些人在生氣後會面紅耳赤，臉紅脖子粗的，就是因為肝氣帶動氣血上行的緣故。

其實不只是怒，氣機不暢都會對肝造成影響，比如，肝鬱氣滯現象。這種現象是怎麼導致的呢？就是生悶氣，多見於女性。男性一般有火也就發出來了，來的快也去的快；但女性生氣往往不表現出來，一個人在那生悶氣，這對肝也會造成損害。這類人常常表現為頻頻歎氣、胸脅脹痛。不妨吃一些蘿蔔或是蘿蔔葉，可以起到疏肝理氣的效果。

我們常常說要發現問題，然後解決問題。「怒髮衝冠」是因為我們生氣了，那麼解決的辦法就是消氣。那要如何消氣呢？我們不妨按揉膻中穴。有的人在生氣時會自然而然地用拳捶胸口，其實這就是在刺激膻中穴了。當然了，許多人只是出於一種本能，並不知道其中的奧妙，這說明我們自身就有自我護衛的能力。膻中穴位於胸部，前正中線上，平第四肋間，兩乳頭之間連線的中點位置，男性取兩乳中間，而女性則取稍高的位置即可。

膻中還有一個名字，叫「氣會」。「會」是會聚的意思，「氣會」的意思就是說所有的氣都在這裡匯集，正如《黃帝內經》中所說的「氣會膻中」，也就是說膻中可調節人體全身的氣機，凡和氣有關的疾病，如氣虛、氣機瘀滯等都可以找它來調治。

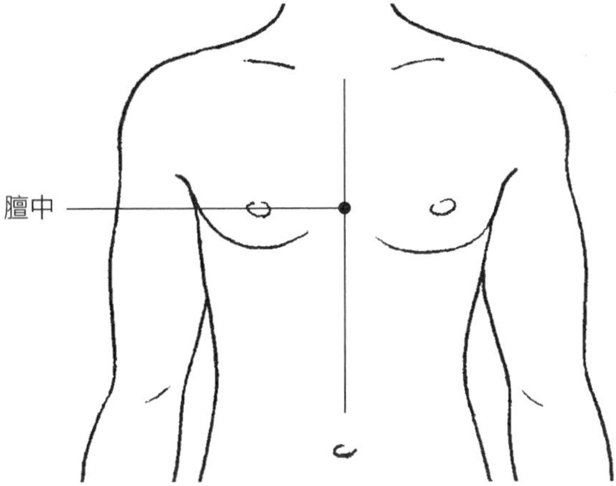

圖十　膻中穴

平時堅持按揉膻中穴還可以舒緩壓抑的心情，讓您每天都有個輕鬆的好心情。

按摩膻中穴也有技巧的。建議用中指末端指腹，輕輕地沿順時針方向環形揉動膻中穴，揉的時候要從上往下，千萬不要從下向上推，每天如此做五十至一百次即可。現代社會，無論是工作還是生活都會存在很大的壓力，人們難免會有煩躁生悶氣不順心的時候，這個時候不妨按按膻中穴，它會使人氣機順暢、煩惱頓消。

除了按摩膻中穴之外，情緒的自我調控也是養生的一個重要環節。中醫認為，人的情緒和內臟的健康與否有密切的聯繫。不良的情緒刺激可以直接或間接導致內損傷，而反過來，內的損傷又會在一定程度上加重人的不良情緒，這樣就會形成惡性循環。有了壞情緒怎麼辦？中醫有「五色對五臟」的說法，即赤色入心，黃色入脾，黑色入腎，白色入肺，青色入肝。因此，經常在青草翠松之間散步，青翠的環境會對肝氣起到良好的調暢作用，另外再搭配著多吃一些綠色的食物來養肝，效果就更好了。

【過目不忘】

一說到「過目不忘」，人們首先想到的就是這個人很聰明。中醫認為，「肝開竅於目」，過目不忘的第一條件是要讓眼睛看得到、看得清，這就要求我們一定要養好肝血，肝血足，眼睛才能視物，才能為「不忘」打下基礎。

我們形容一個人的記憶力很好時，經常會用「過目不忘」這個詞。這個成語最早出自於《晉書・苻融載記》，原文是：「苻融下筆成章，耳聞則育，過目不忘。」人們最喜歡用「眼睛是心靈的窗戶」來形容眼睛的重要性。除此之外眼睛也是美麗的標誌。我國偉大的詩歌總集《詩經・衛風・碩人》中就有「巧笑倩兮，美目盼兮」的千古名句，形容美人眼波流動、非常迷人的樣子。一雙清澈的眼睛不僅是健康的標誌，也展示出一個人的風采。

「過目不忘」突出的不是美麗，而是智慧了。過目不忘的第一條件是要讓眼睛看得到、看得清，然後才能讓大腦記憶住。試想一下，如果連看都看不清楚·又如何談到忘與不忘呢？那眼睛的健康與否又與什麼有關呢？中醫認為「肝開竅於目」，眼睛的好壞是由肝臟的健康狀況決定的。因為眼睛之所以能夠看清楚大千世界，靠的是血液的滋養濡潤，正如《黃帝內經》中說的：「目受血而能視。」這裡的血就是來自於肝臟。肝藏血，具有貯藏和調節全身血量的作用。而眼睛的視物能力又與肝的藏血能力成正比，肝藏血越豐沛，視力就越強。同樣，如果肝臟出問題，就直接會影響到眼睛的狀態。人老了就會有「老花眼」，眼睛變得不好使了，就是因為它的氣血衰弱的緣故。老花眼不僅是身體衰老的象徵，同樣也是身體內部向人們傳遞的危機信號，說明人體內的臟腑出現問題了。眼睛的好壞除了與肝有關係之外，與腎也是有很大關係的，因為眼睛除了靠肝血的濡養之外，還要依賴腎的精氣潤養，所以腎的功能正常與否也是影響視力好壞的重要因素。

中醫講究「未病先防」，所以趁眼睛健康時就要好好地保護它。這裡就給您推薦一款預防老花眼的藥膳——黑豆枸杞粥。做這款粥需要黑豆一百克，枸杞子五克和大棗十枚。做的時候首先在鍋內加入適量的清水，然後將洗乾淨的黑豆、枸杞子和大棗倒入鍋中，用急火煮開之後，再改用文火熬到熟爛為止。每天早晚各服食一次。長期堅持效果更佳。

在這款粥當中，枸杞子的作用不可小視，枸杞子味甘，性平，歸肝、腎經，具有滋補肝腎、益精明目的功效。黑豆最大的功效就是補腎，根據中醫理論，豆乃腎之穀，而且在五行中黑色屬水，而腎在五行中也屬水，所以水走腎，可見黑豆對滋補腎的精氣來說是好處多多的。所以堅持每天食用這款黑豆枸杞粥可以補肝益腎，明目、養血益精，有緩解視疲勞、預防老花眼的功效。

需要提醒的是，食療與藥物的不同之處在於需要長期堅持，只有持之以恆才能得到期望的效果。堅持每天食用黑豆枸杞粥只是預防老花眼的，對於那些已經患有老花眼的朋友要怎麼辦呢？可以通過每天按揉小腿來治療。

按揉的方法是：坐在地板上，在脛骨內側從膝蓋至內踝用手掌向下按揉小腿十次（膝關節以下，足踝以上，小腿正前方，用手摸上去粗而明顯的骨頭就是脛骨），然後再從外踝至膝蓋向上揉小腿外側面十次。然後再重點用手指點揉光明穴一分鐘。光明穴位於小腿外側，當外踝尖上五寸，腓骨前緣。按揉小腿的時候以有熱感為最佳，點揉穴位的時候以有酸脹感為最佳。這樣每天堅持按揉一次，每次練習十至十五分鐘就可以起到很好的防治老花眼的效果。

選擇按小腿是有原因的，因為肝經走的正好是小腿的外側。光明穴是膽經上的重要穴位，按摩光明穴可以治療眼疾，尤其對治療老花眼更是效果明顯。所以堅持按揉小腿能疏通肝經，促進氣血流通，使眼部得到足夠營養。

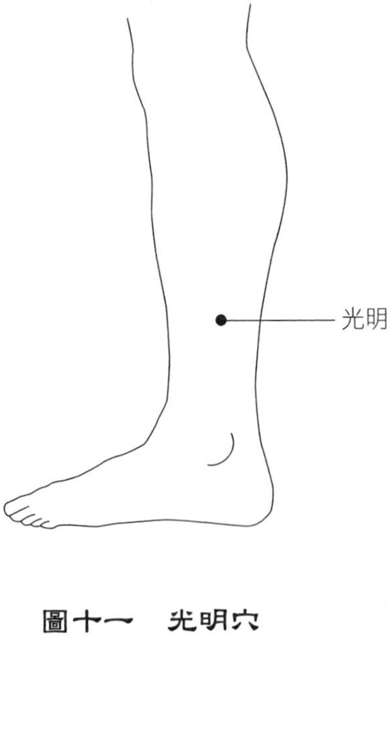

圖十一　光明穴

【暴跳如雷】

肝在聲為「呼」，所以人生氣時總會大呼小叫。肝又主筋，筋膜只有得到肝血的滋養才能保持其柔的特性。人生氣時肝氣就會橫逆，這時筋膜就會緊張，人就不由自主地攥拳、揮胳膊、想打人。

《孔雀東南飛》的故事想必大家都聽過。焦仲卿與妻子劉蘭芝相親相愛，誰知焦母卻看兒媳不順眼，百般刁難，最後迫使焦仲卿將妻子休掉。蘭芝回到家中，趨炎附勢的哥哥卻逼迫她嫁給郡守的兒子。在成親之日，蘭芝為了不背棄誓言，投水而死。焦仲卿得知後，悲痛萬分，也自縊身亡。其中，蘭芝在陳述大哥時，有「我有親父兄，性行暴如雷」之句，這就是成語「暴跳如雷」的出處。

說到「暴跳如雷」，你的腦海中大概會浮現出一個人拍著桌子，大吼大叫的場景。為什麼人一生氣就會「暴跳」呢？我們從中醫的角度來分析一下。

五臟之中，肝主怒，《釋名‧釋形體》對「肝」的解釋是：「肝，幹也。五行屬木，故其體狀有枝幹也。」中醫有「取象比類」的說法，肝有條達、生發的特點，與枝幹抽枝生長、能屈能伸的特點相一致，所以肝五行屬木。所謂「條達」，就是暢達、通達的意思。樹枝生長起來是伸展的，直的，沒有彎彎曲曲的。肝氣也有這個特點，所以中醫上講「肝主疏泄」，也就是說肝有保持人體氣機運行順暢、不出現鬱滯的功能。如果「肝主疏泄」的功能受到影響，那麼就會出現兩種情況：一些人有什麼事都不說，就愛生悶氣，成天長吁短歎的，一般以女性朋友為多，這是肝木疏泄功能太弱的表現。這時可以用一些疏肝的藥物，比如柴胡等，幫助肝臟把鬱滯的氣疏散開。還有一種人恰恰相反，稍微有點不順心的事就暴跳如雷，大吼大叫，這種情況就是肝木疏泄太過了，這時可以用一些清瀉肝火的藥，比如說龍膽草，把肝火給降下來。

為什麼人一生氣就會歎氣、呼喊呢？中醫有「五臟對五聲」的說法，張景岳在《類經》中寫道：「怒則呼叫，肝之聲也。喜則發笑，心之聲也。得意則歌，脾之聲也。悲哀則哭，肺之聲也。氣鬱則呻吟，腎之聲也。」「呼」為肝之聲，所以肝氣不暢時，人就會大呼小叫的，或是唉聲歎氣。如果你身邊有人喜歡大呼小叫，很可能是他肝疏泄的功能出現了故障，可以多吃一些行氣的食物，如白蘿蔔、蓮藕、山楂，或是泡點玫瑰花茶飲用。

人生氣時還會做一個習慣性動作，就是拍桌子，修養好的人可能不拍桌子，但會攥拳。為什麼會有這些舉動呢？這就得提到肝的另一個功能，即肝主筋。

中醫上所說的「筋」，也就是西醫所說的肌腱、韌帶、腱膜等。從這個角度上講，筋在人體內的分佈可謂廣泛，骨與骨之間、骨與肉之間都離不開筋的存在。古醫學中有「筋症」，像筋走、筋強、筋攣、筋縮等都屬於筋症。其中筋縮是最常見的。「縮」就是收縮和痙攣的意思，「筋縮」就是筋的短縮，現代的頸椎病、腰椎病，都屬於筋縮。要防止筋縮，最好的辦法就是運動。什麼運動呢？「拉筋」運動，比如瑜伽、健美操、太極拳等。如果覺得這些太過高深，可以就在社區裡找一個單槓或是吊環，把身體吊在上面，雙腿伸筆直，這樣也能達到拉筋的效果。

中醫上還有「宗筋」的說法。所謂「宗筋」，指的就是男子的陰莖。《黃帝內經・素問・厥論》就有「前陰者，宗筋之所聚」的論述。「宗筋弛縱，發為筋痿。」為什麼現在男子陽痿的比較多，就是因為經常喝酒、熬夜，結果把肝給傷到了。不要小看熬夜，中醫講「人臥血歸於肝」、「動則血運於諸經」，晚上正好是肝血生成的時候，如果夜晚因為工作、玩樂而耽誤了休息，血就無法回到肝裡去，時間久了就會導致肝血虧虛，肝出了問題，就會影響到「宗筋」。所以想要預防陽痿，前提是不要熬夜，養好肝血，陰莖勃起自然就有力了。

為什麼肝與筋的關係如此密切呢？因為肝藏血，肝的氣血充足，筋膜得養，人的行動就靈活；肝血不足，筋膜就會失營，人就像失去潤滑油的機器一樣，轉不起來了。一些人上了年紀以後，腿腳就有些不俐落了，走起路來顫顫巍巍的，就是因為他的肝血不足了。《黃帝內經》就有「七八，肝氣衰，筋不能動」的說法。有時，這種影響是暫時的，比如人生氣時，肝氣上升，這時筋膜就會緊張，人就會不由自主地攥拳、揮胳膊、拍桌子等。

肝主筋的功能還可以從一個地方看出來，就是人的指甲和趾甲。中醫上講「爪為筋之餘」。頭髮是「血餘」，可以入藥；其實指甲也是可以入藥的，古籍中就記載，指甲性味甘、鹹、平，可治療鼻衄（鼻出血）、尿血、扁桃體炎、中耳炎等病症。但指甲（趾甲）入藥是要經過特別炮製的，一般要將其碾成粉末才能服用。千萬不要聽說指甲（趾甲）可入藥，就把自己的剪下來吃，那樣根本起不到藥用的效果，反而會對消化道造成損害。由於指甲（趾甲）的這個特點，所以通過觀察指甲，也可以判斷出肝的狀況來。比如指甲蒼白，又軟又薄，易折斷，這說明肝血不足了；如果指甲堅韌結實、紅潤有光澤，長得快，說明肝血充足。

既然肝與筋的關係如此密切，那麼養筋也就等於養肝，而肝開竅於目，中醫有個功法，叫「熨目」，《諸病源候論》裡記載得比較清楚：「雞鳴，以兩手相摩令熱，以熨目，三行，以指抑目。左右有神光、令目明、不病痛。」「雞鳴」指的是丑時，也就是淩晨一點到三點之間，此時將雙掌相對，摩擦生熱，然後按於雙目之上，以手心的溫度來熨目。這樣重複三次後，再將四指併攏，輕輕按壓眼球（注意不能太用力），這樣就可使雙目炯炯有神。如果做這個功法時間上有困難，可以改為清晨起床或是晚上入睡之前做一次。上班族可在感覺眼睛疲勞時用上面的方法鍛煉一下，既能護目又能養肝。

再介紹一個方法：將鞋襪脫去，使腳掌向上，在足底會出現一條大筋，稱為「地筋」，輕輕揉這條筋，或者是塗上刮痧油，再用刮痧板刮，都可以起到刺激地筋的效果。平時脾氣大，或是經常唉聲歎氣，或肝臟有疾病的人，都可以經常刺激這條筋。

「暴跳如雷」雖說是情感的釋放，但畢竟有失風度。學會調理身體，只有身體舒服了，人才可以「溫文爾雅」。

【肝腸寸斷】

一個人傷心悲痛到了極點，常形容為「肝腸寸斷」之時。不論「肝」還是「腸」，所受之害無不因「悲傷肺」而起。要想減少不良情緒對健康的影響，就要凌駕於它之上，不要成為情緒的奴隸。

從古至今，人們強調內心強烈感受或深沉的情緒反應時，每每和「腸」字有關，如「牽腸掛肚」、「古道熱腸」等。特別是在訴說悲傷情緒時，和「腸」字沾邊的就更常見了，像「古道西風瘦馬，夕陽西下，斷腸人在天涯」等詩句。說到「斷腸」，有一個成語叫做「肝腸寸斷」，形容人傷心悲痛到了極點。

《世說新語‧黜免》中，記載著這樣一個故事：西元三四六年，東晉大將桓溫率軍乘船進軍蜀地，途經三峽時，部將捉到一隻小猿放到船上。母猿看到後沿岸奔跑，並在江岸上淒慘地號叫，跟著船跑了百餘里都不肯放棄。當船隊進入狹窄的河道，行進很慢的時候，母猿竭盡全力跳上船，還沒站穩就斷氣了。一個士兵剖開它的肚子，發現其腸子已經斷成一寸一寸的了，可見老母猿是多麼傷心悲慟。這便是成語「肝腸寸斷」的來歷，說來十分感人。

從中醫的角度來看，肺主憂，憂愁和悲傷都屬肺之志，怎麼又和肝和腸扯上關係呢？其實這種關係是連帶的。中醫認為，「悲則氣消」，悲痛的情緒刺激會使體內的氣不斷消耗，而肺主氣，所以過於悲憂是很耗氣傷肺的。同時，悲傷還會殃及肝。為什麼這麼說呢？按照五行理論，肺屬金，肝屬木，金可以剋木，肺對肝有制約的作用。這種制約失常，表現為太過或不及。通常情況下，肺氣清肅，可以抑制肝的陽氣升發過度，這是一種生理平衡的狀態。如果肺氣太盛，就會抑制木氣的升發，這就好比樹木剛長起來，你就把它砍掉一樣。肝氣喜條達，如果受到抑制，人就容易出現心情不暢、抑鬱、脅痛，這是肺火旺導致的肝氣不舒。

肺氣太弱也不好，這樣會導致「金不伐木」。這就好比你種植樹木卻不知修剪，樹木就會長「瘋」了。「金氣不行則肝氣盛」，肝氣升發無度，反過來會克制肺金，這就是「反侮」。中醫裡講「金曰從革」，「金」就指代「肺」。「革」是變革，金的質地堅硬，可作兵器，因此能夠制約木。而一旦出現反侮，這時「金曰從革」體現的是金「從」的一面。「從」即順從之意，由剛轉柔，就像《杏軒醫案》所說：「憂傷肺，金失其剛，轉而為柔。」同時肝氣升發無度，失去柔和條達，就出現「致令木失其柔，轉而為剛」。這就好比木材長得過於堅硬，而你拿的又是一把生了鏽的斧頭，對它無能為力一樣。因此，悲傷耗氣會使肺降不及和肝升太過。人的氣火上逆，除會出現脅肋痛、咯血、鼻衄，還會出現咳嗽氣喘，醫學上稱之為「咳逆上氣」。一些人在生了很大的氣後會兩脅脹痛，或是氣得吐血，就是這個原因。

很多人在悲傷痛哭時，會出現手抽搐的現象，這是因為肝主筋，肝火盛則筋脈拘急，也就是抽搐。同時，悲哀落淚對人的肝血傷害非常大。人一痛哭，通常會「涕淚俱下」，肺開竅於鼻，肝開竅於目，涕為肺之液，而淚為肝之液，我們常常說「多淚傷血」，指的就是肝的陰血。雖說哭泣是對情緒壓力的一種釋放，有益身心，但什麼事都是過猶不及的。痛哭過度則損耗肝血，損傷視力。過悲情緒對肝臟的後期影響也不容忽視，傷到肝氣就會出現肝氣鬱結。例如一個人在悲痛過後，會在很長的一段時間變得很憂鬱，這便是肝的疏泄功能受到了影響。足以見得，悲傷對肝的損傷不可小覷。

那麼悲憂又是如何影響到「腸」的呢？中醫裡，肺與大腸互為表裡，同屬「金」。如何理解這個「表裡」關係呢？首先，肺與大腸的經絡是互通的，《黃帝內經・靈樞・經脈》裡說：「肺手太陰之脈，起於中焦，下絡大腸……」肺的經脈起於中焦，先向下聯絡大腸，再回過來上膈屬肺；大腸經走的是食指，從食指尖的商陽穴沿食指上行，在缺盆（鎖骨的凹陷）處下行進入胸腔絡肺，通過膈入屬大腸，其分支從缺盆處上行顏面，這就是中醫裡的「相互絡屬」。肺屬陰在內，大腸為陽在外，二者表裡相互交合。這種表裡關係，決定了它們在病理上相互影響。例如，如果把衛氣比作人體抵抗外邪的前沿陣地，手陽明大腸經就屬於第二道防線鎮守在內，衛氣抵擋不住外邪，外邪進入大腸經後，人就會感冒發熱，或有咽喉痛、牙齒痛、便秘等上火症狀。這時如果不採取措施，外邪就會入裡侵犯到手太陰肺經，導致較嚴重的肺部症狀，比如感冒發熱不及時治療，就有可能轉為肺炎。但通常情況下，肺與大腸的關係中，肺的作用多是主導的，這由肺與大腸的角色地位決定。《黃帝內經・靈樞・本輸》裡說：「肺合大腸，大腸者，傳導之腑。」大腸為「傳道之官」，水穀被小腸吸收後，在大腸這裡最後過濾，分出清濁，精華部分就被人體吸收了，糟粕部分便由大腸和肛門排出。但是這個過程是需要肺氣來推動的，因此肺為主導，肺功能受影響可以導致各種大腸的病症。《問齋醫案・卷四》上說：「肺經節制不行，大腸傳送失職。」甚至《醫經精義・卷上》裡還講到：「凡大腸病，皆從肺來。」而過度悲傷必然損傷肺氣，在肺功能衰竭的情況下，就會導致大腸功能衰竭，這也就是我們所說的「腸斷」了。

現實生活中，女性更容易產生悲憂的情志，在《金匱要略・婦人雜病》裡，記載了一種「臟躁證」：「婦人臟躁，喜悲傷欲哭，像如神靈所作，數欠伸，甘麥大棗湯主之。」說有些婦人動不動就會無故哭泣，總有莫名的悲憂情緒，如神鬼附體一般。這便是臟躁證，主要是肺氣失養造成的，可以用甘麥大棗湯來調養治療。這個方子組成為：炙甘草、大棗各三十克，淮小麥五十克。方法是將三者入鍋，加清水五百毫升煮湯，水開後熬煮三十分鐘即可。飲用上清液，就是上面那層清湯，一日分二次服用。小麥是最補心氣的，並且這三者都是甘味，主養脾胃，通過培土生金的方法，以使肺氣得養，就可以消除這種悲憂情緒了。

若採用中醫裡五情相勝的方法治療悲憂之情，便是「喜勝悲」。喜為心志屬火，悲為肺志屬金，火可剋金，故喜可勝悲。所以如果一個人悲傷過度，可以採用「喜勝悲」的對策，想方設法逗其開心，只要病人能笑出來，一般就不會有太大問題了。最後教大家一個簡單的穴位按摩方法，治療無端哭泣：人體頭頂正中線與兩耳尖連線的交點處為百會穴，百會穴屬於督脈，督脈總領人體一身的陽氣，每天用中指按揉此處，或艾灸此穴十分鐘，可治療或緩解無端哭泣和頭痛、高血壓、低血壓、目眩、失眠、焦躁等病症。正坐，舉起雙手，張開虎口，拇指指尖碰觸耳尖，手掌心向頭，四指向上。雙手中指在頭頂正中相碰觸的位置，就是百會穴。

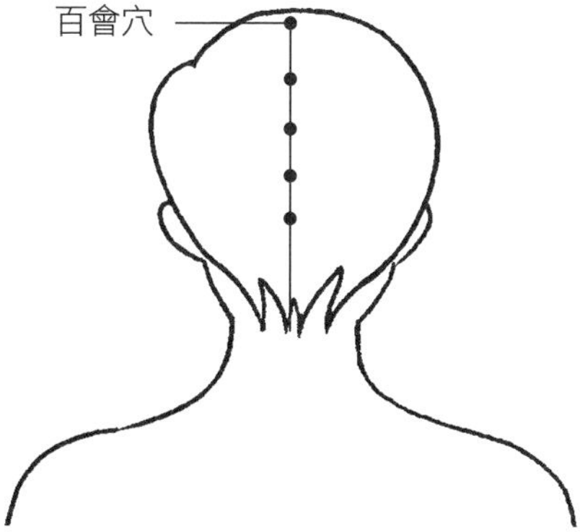

圖十二　百會穴

情志因素對我們的健康影響很大，甚至有時是致命的，調節好它，會給健康添彩，如果為其所奴役，則後患無窮。

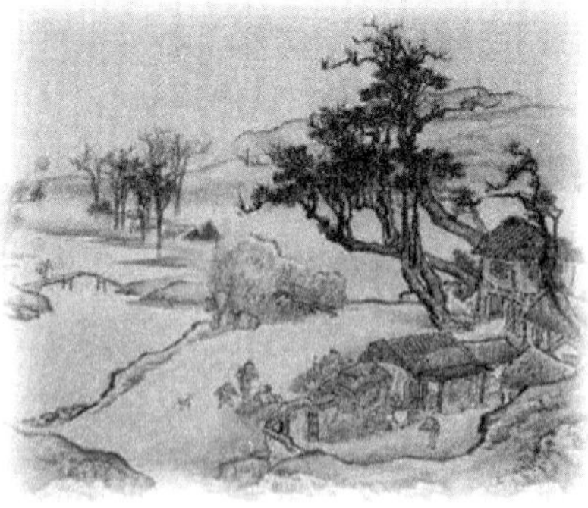

第四輯

脾

倉廩之官，五味出焉

- 膾炙人口
- 沁人心脾
- 垂涎欲滴
- 望梅止渴
- 水土不服

- 骨肉分離
- 粗心大意
- 得意忘形
- 囫圇吞棗
- 口乾舌燥

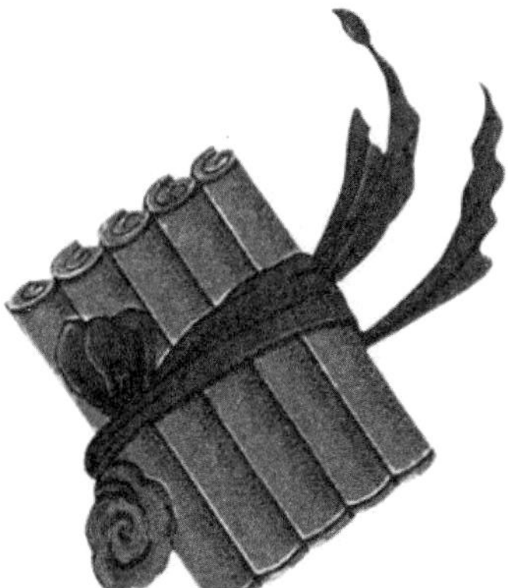

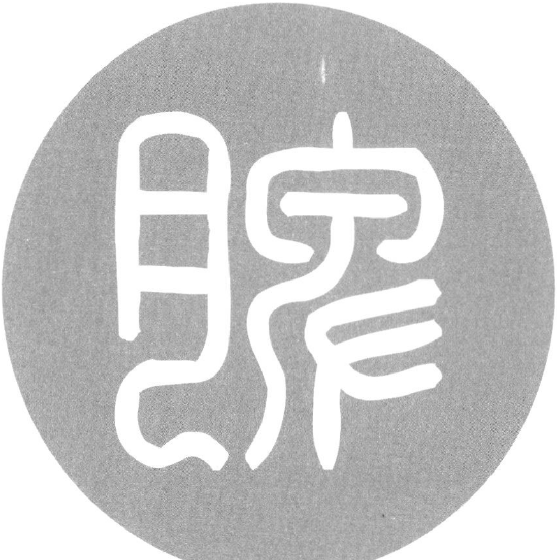

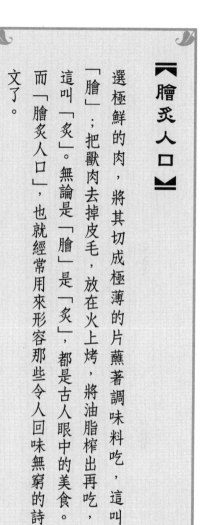

【膾炙人口】

選極鮮的肉，將其切成極薄的片蘸著調味料吃，這叫「膾」；把獸肉去掉皮毛，放在火上烤，將油脂榨出再吃，這叫「炙」。無論是「膾」是「炙」，都是古人眼中的美食。而「膾炙人口」，也就經常用來形容那些令人回味無窮的詩文了。

「膾炙人口」這個成語原出自《孟子・盡心下》。據說春秋時期，有父子兩個，父親叫曾晢，兒子叫曾參，他們同為孔子的學生。曾晢特別喜歡吃羊棗（一種野生的果子，俗名牛奶柿），曾參是個孝子，父親死後，竟不忍心再吃羊棗。世人皆以曾參孝道，這件事在當時廣為傳頌。到了戰國時期，公孫丑聽說這個故事後不解，他認為膾炙遠比羊棗好吃，那曾參與父親肯定都愛吃膾炙了。為什麼曾參不戒膾炙反戒羊棗呢？他向孟子請教，孟子告訴他，羊棗的滋味雖然比不上膾炙，但卻是曾哲最喜歡的。所以曾參便戒羊棗，這就好比對長輩忌諱稱名字，卻不忌諱稱姓一樣。因為同一姓氏的人很多，但名字卻是自己獨有的。公孫丑聽完，這才恍然大悟。後來人們從孟子所說的「膾炙，所同也」裡引申出「膾炙人口」這個成語，用來形容被人們廣泛喜愛和傳頌的詩文。

那什麼是「膾炙」呢？我們先來看「膾」。「膾」不同於「劊」，「劊」是切斷和砍斷的意思，「膾」是把肉切細。《說文解字》對「膾」的解釋就是「切細肉也」，也就是把肉切成薄薄的片。傳說在上古時代，在燧人氏鑽木取火以前，人類是吃生食的，這其中自然包括生肉。不過這吃生肉也是有講究的，那就是越薄越好。薄薄的肉片不僅口感好，也更利於消化，而這就是「膾」了。

最初的「膾」對肉的要求是極嚴格的，首先一定是要極鮮的肉，先切成薄片，再切成薄絲，然後還得用紙布之類的東西把上面的血吸乾淨。可見，「膾」的製作過程是極其複雜的，所以在古代往往只有貴族才能享用。到了明代，就不再切絲，而是直接切片了，也不再用紙布吸，而是直接用水將血液沖掉。做「膾」最好的肉質便是鱸魚了。西安有一道名菜叫「金齏玉膾」，指的就是鱸魚膾。鱸魚肉質白嫩、清香，沒有腥味，是做膾的上等材料。據說隋煬帝巡幸江南之際品嘗到此菜，因其肉質潔白如玉、齏料色澤金黃，而將其命名為「金齏玉膾」。「金齏」指的是調味料的顏色。古人將蒜、薑、鹽、白梅、橘皮、熟栗子肉和粳米飯搗成粉末，再用醋調成糊狀，就變成色澤金黃的調味品了，這就是「金齏」。關於鱸魚膾的做法，《大業拾遺記》記載的比較詳細：首先要等到八、九月份下霜時，捕捉三尺以內的淞江鱸魚，切成薄片，然後用調料醃。之後用乾布吸乾魚片中的水分，再和切得很細的香葇葉拌在一起，一道鱸魚膾就做好了。香葇是一味中藥，有強烈的芳香氣味，性微溫，有溫胃散寒的功效。生肉性寒，人吃多了就會拉肚子。如果你在吃的時候加一點溫熱的東西中和寒性，就沒有這種顧慮了。現在人們吃生魚片時喜歡蘸芥末，就是這個原因。

做膾，最重要的是刀功。關於這一點，曹植在詩文中曾有描述：「蟬翼之割，剖纖析微，累如疊縠，離若散雪，轉隨風飛，刃不轉切。」也就是說，高明的廚師能將魚肉切得輕如薄翼，彷彿風一吹就能吹起來。由此可見，膾在古人眼裡是一道不可多得的美食。

我們再來看「炙」。《說文解字》對該字的解釋是：「炙，炮肉也。從肉，在火上。」《詩經》有「有兔斯首，炮之燔之；有兔斯首，燔之炙之」的句子。「炮」、

「燔」和「炙」都是燒烤的一種方法。將食物用泥裹起來再烤，叫炮；連毛帶皮投入火中，叫燔；將鳥獸的肉去毛後舉在火上烤，就叫炙了。像北京烤鴨就是「炙」。把濕衣架在火上烘乾也是「炙」。生活中人們常常把「炙」與「灸」弄混。兩者有什麼區別呢？《說文解字》對「灸」的解釋為「灼也」，即燒灼的意思。雖然「炙」、「灸」同用到了「火」，但程度卻是不同的。烤鴨一定得烤得外焦裡酥，火候不到是熟不了的，這就是「炙」；但「灸」就不同了，它只是用火輕燎，艾灸就是將艾條、艾絨點燃後燒灼或是熏熨穴位，皮膚雖受熱攻，但卻不至受到傷害。若是給你「炙」的話，怕是就早沒命了。

但是說到吃，那就只能「炙」，不能「灸」了。現在燒烤十分流行，其實它也屬於炙。肉鮮時「炙」著吃是很美味的，且通過「炙」把裡面的油脂榨出，不至於太膩，還利於消化。但如果肉質不是那麼鮮，再直接放到火上烤，就容易使肉變得焦黑乾澀，難以下嚥。古人又想出一種辦法，就是把食物包裹起來隔著火烤，這就是「炮」。有的用泥裹，有的用樹葉裹。南方有個名菜叫「叫化雞」，就是用炮的方法製作的。做叫化雞時，先把雞的內臟掏出，洗淨，再在雞腹中放入香料，用濕泥裹好，放到火裡烤，等到泥巴焦乾，雞肉就熟了，咬一口，又酥又脆。後來這種方法又被引入藥物加工中，叫「炮製」，只是介質變成了鹽、酒等。鹽炒可入腎、膀胱經，一般是引藥下行；酒炒則是引藥上行。

無論是「膾」是「炙」，都是一種美食，讓人品嘗之後欲罷不能。後來人們形容詩文經久流傳、歷代不衰時，也用到了「膾炙」二字。品好詩恰如品美食，不經意間就能讓人唇齒留香、回味悠長。其實不單是食物、詩文，細細咀嚼，中醫豈不也是「膾」是「炙」呢？

【沁人心脾】

中醫認為「香氣入脾」，所以中醫在治療脾病時，總會用一些辛香之物。人們在做菜時喜歡放一些香菜，其實也是利用了這一原理，起到開胃健食的效果。

初春時節的花瓣瀰散著淡淡的馨香，絲絲縷縷的香氣直入心脾，讓人從心裡感覺非常舒服。在花香四溢的環境中總是會歡快愉悅，身心順達。那為什麼在瀰漫香氣的環境中人們就會身心愉悅、身體健康呢？如果從中醫的角度來解釋，就非常容易理解了。

「沁人心脾」指的是氣味進入人的心脾。為什麼香味如此鍾愛心、脾兩臟呢？這就得從中醫五氣學說的角度來解釋了。

所謂的五氣指的是臊、焦、香、腥、腐五種氣味。而這五種氣味也分別入人體的五臟之中。換句話說就是五臟對這五種氣味各有喜好。這從張景岳的《類經》中就能夠看出來：「天以五氣食人者，臊氣入肝，焦氣入心，香氣入脾，腥氣入肺，腐氣入腎也。」可見脾喜好的是香氣。中醫認為脾臟是一個喜清惡濁的臟器，所以乾淨的馨香氣息通過鼻孔進入到人體內，正好符合了脾的「胃口」。淡淡的芳香對脾產生刺激的同時，人們的情緒就會變得十分歡愉。那麼這和心有什麼聯繫呢？從中醫情志的角度來分析，歡愉正好是人情志的一種，而心在中醫裡主神志，顯然歡愉也屬於神志的一部分，所以每當香氣入脾時，人心裡也就會感到愉悅了。

香氣雖好，也要適度吮吸，否則就會適得其反。有一個關於元代名醫葛可久治病的故事講的就是這個問題：有一位小姐患了一種很奇怪的病症就是四肢無力，不管找多少名醫診治都沒有效果。家人為此很憂心，於是就找到了葛可久，葛可久一見到病人，便囑咐她的家人把小姐平時用的香料和梳妝的胭脂等帶有香氣的東西統統從梳妝檯上拿走，之後在地上挖了一個坑，將小姐放在坑中。然後對小姐的家人說，如果病人四肢可以動了，請趕緊叫我。過了很長一段時間，小姐四肢微動發出了聲音。家人趕忙把葛可久叫來，葛可久給小姐服了一粒藥，小姐便可以自行走動了。家人不解，葛可久解釋說這位小姐之所以得這種疾病，是因為她平時喜歡用香味粉飾，雖說香氣是入脾的，但香氣太過又會傷脾。脾又主四肢，久而久之由於脾吸收香氣太久，從而導致了四肢發軟，不能正常行動。脾五行屬土，葛可久先將屋中的胭脂香粉去掉，又把人放入坑中，是以地氣補人的脾氣，從而使病人恢復正常。可見凡事「度」的掌握是很重要的，正所謂過猶不及。

中醫健脾往往選擇辛香之物，利用的就是香入脾這一原理。另外生活中還有一個細節，就是大家在做湯的時候喜歡最後在上面撒點香菜末。《食療本草》中說香菜可以入脾經。《本草綱目》也說香菜「辛溫香竄，內通心脾」，而且香菜本身淡淡的香氣也是促進食欲的一大因素。

心與脾除了在品味香氣的時候息息相關，就是在生病的時候也是彼此聯繫的，脾生病時也會連累到心。為什麼這麼說呢？中醫有一種說法叫「子盜母氣」。五行當中，臟腑之間的相生關係通常被叫做「母子關係」。子盜母氣指的就是「子」臟腑生病了就連累到「母」臟腑，在這裡「子」為脾，「心」為母。舉一個生活中的小例子。有的老年人逢年過節一高興就往往會吃多，老年人的消化能力差，脾氣不足難以將食物全部消化，只好借用心氣來幫助消化食物，心氣一被盜，心氣不足自然就容易造成心臟病。這也是過年過節心臟病患者會增多的原因。所以想要護好心，首先就得補脾。

說到補，到底用什麼補呢？我這裡給您推薦桂圓肉。首先，桂圓肉比較常見，在商場裡面隨處可見，藥店裡也有出售。桂圓除了味道甘美之外，還有一定的藥用功效。中醫認為，桂圓味甘、性溫，入心、脾經，具有補益心脾、養血寧神等功效。正因為桂圓肉的「滋生心血」、「滋補脾血」的功效，所以在遇到有心和脾病的病人，醫生都會推薦龍眼肉（即桂圓肉）。民國時期的名醫張錫純就曾經用它為患者治病。當時有一個小孩子經常大便出血，又久治不癒，最後找到張錫純，張錫純就讓家長每天蒸桂圓肉給孩子吃，因為這個孩子的症狀多半是由於脾不統血造成的。小孩子持續服用了十天，病竟然好了。可見桂圓肉對脾病的治療功效。而且清代大養生家曹庭棟在他所著《老老恆言》中，就用桂圓肉為病人補益心脾。

既然桂圓有如此大的補心脾的功效，在這裡就教大家一道藥膳——桂圓雞。做這道菜需要淨桂圓肉二百五十克和一隻雞。做的時候首先將桂圓肉洗淨，將雞剁去雞爪，放入沸水中略燙後撈出來，用清水沖洗乾淨。然後將砂鍋放在火上，倒入清水，把去掉爪的整雞放進鍋中再加入料酒，煮到八成熟時，再加入桂圓肉、白醬油、精鹽，用小火燉大約三十分鐘就可以了。這道桂圓雞具有補心脾、益氣血的功效，適用於氣血虛弱、久病體虛的患者。

【垂涎欲滴】

「涎」就是流的「口水」，而「唾」指的則是唾液。中醫把涎、唾、汗、泣、淚稱為五液，五液的關係就相當於一母所生，後來各立門戶，並發展壯大，自成一系。涎與唾其實是「兩戶人家」，前者是脾分泌出來的，後者是腎分泌出來的。

中華美食在世界上可算一絕，簡簡單單的蘿蔔白菜到了廚師的手上，經過傳統的煎、炒、烹、炸等工藝，不出幾分鐘就能變出一盤色、香、味俱全的美食來，讓人看了直流「口水」。換句文雅的詞，就是「垂涎欲滴」。

「垂」就是向下的意思。那什麼是「涎」呢？您可能覺得這個問題問得有些多餘，「涎」不就是口水、唾液嗎！其實，從中醫的角度來講，口水和唾液根本就不是「一家子」！

大家知道，人體有五臟，即心、肝、脾、肺、腎，五臟又可化五液，《黃帝內經素問集注》就說：「水穀入口，其味有五，津液各走其道，五臟受水穀之津，淖注於外竅而化為五液」，又「腎為水臟，受五臟之精而藏之，腎之液，複入心而為血，入肝為淚，入肺為涕，入脾為涎，自入為唾。是以五液皆鹹。」不管是眼淚、鼻涕還是汗、涎、唾，都是由水穀所化的津液。腎為水臟，百川終將歸海，所以水穀化成的津液最後都是歸於腎的，然後這些津液再經過腎的調配，入心化成血，而「血汗同源」，外在表現就是流汗了。入肝化為淚，入肺化為涕，入脾化為涎，在腎臟本身則化為唾。平時我們只知道眼淚是鹹的，其實汗、涕、涎、唾等都是鹹的，因為它們同源於腎，腎味為鹹，所以五液都是鹹的。五液的關係就相當於一母所生，後來各立門戶，並發展壯大，自成一系。可見，涎與唾其實是「兩戶人家」，前者是脾分泌出來的，後者是腎分泌出來的。

兩者有什麼區別呢？我們說過了，「涎」就是人們俗稱的「口水」。如果你觀察過小孩子流的口水，會發現它特別清亮，並且有點黏性；反之，人們吐出的唾沫卻不是這樣的，而這就是「涎」的特點了。中醫認為，口中分泌的清而稀的物質才是涎，而唾則是稠的，這是兩者感觀上的區別。比如「望梅止渴」，講的是涎不是唾，因為吃東西刺激的是脾胃，所以這時分泌的是涎。戀人動情激吻時嘴裡會分泌大量黏稠的津液，這是唾。因為接吻刺激的是腎，腎主生殖的，有生殖衝動，必然會分泌唾。中醫上有種「吞津法」，就是用舌頭在口中攪拌，使產生唾液，並徐徐嚥下的功法，有很好的健身效果，原因就在於唾液可反哺腎臟，腎強精足，人自然就能長壽了。

其次，兩者在作用上也是不同的。涎主要是用來潤澤口腔的，而唾則更多是用來消化的。我們知道，生活中有些人，特別是一些糖尿病人，哪怕每天喝大量的水也會覺得渴，原因就在於他的脾與腎出問題了。脾與腎一出問題，涎與唾的分泌就跟不上，所以人總是會有口渴的症狀。所以，糖尿病也多是從脾、腎兩臟論治的。

生活中有些人總愛流口水，比如說剛出生不久的小孩子，或是上了年紀的老人。還有些成年人也有流口水的現象，但多為不自覺的，如睡覺中流口水。之所以出現這種現象，就是因為脾虛。脾開竅於口，又主肌肉，脾虛時，主肌肉的功能就會弱化，人們就會有意無意地張開嘴巴，這樣口水就會流出來了。小孩子臟腑功能不健全，所以很容易出現流口水的現象，隨著年齡增長，臟腑功能增強，自然也就好了。老年人則由於臟腑功能衰退才流口水。所以，想要治療這個毛病，首先就得從調理脾臟入手。

還有一種人恰恰相反，不是口水多，而是口水少，總感到口乾舌燥，火燒火燎的，不願張嘴說話，對於乾燥的食物也難以吞嚥，其實這也是脾出了問題。脾是主運化的，這包括兩方面，一是運化水穀精微，二是運化水液。這種運化的特點是以上升為主的，所以中醫有「脾主升清」之說，當脾氣不升甚至下陷時，津液不能上升，嘴裡得不到津液的滋潤，就會口乾舌燥。水濕上升不了，就會向下流，停在肌肉間，就會導致水腫，停在大腸，人就會拉肚子。所以，無論是口水過多還是過少，治療關鍵都在於理脾。

說到補脾，許多人可能會想到山藥。山藥有沒有補脾的效果呢？有。但它只針對脾陰不足導致的脾虛，而且用量上也有講究，少量用可補脾，量大了就補腎了。如果脾虛是由脾氣不足所致，就不一定用山藥了。脾氣不足，脾運化無力，體內濕氣就會過重，山藥有較多的水分，此時再用山藥補健，就不完全適合了。但是對於一般讀者而言，很難分清自己屬於哪種狀況，使用時難免會有疑惑。這裡向大家推薦一個簡單的辦法，也是一種食物——白扁豆。白扁豆是正補脾胃的，也就是說，無論是脾氣不足還是脾陰不足，都可以用它來補，量上也隨意，沒有太多的限制。

白扁豆也就是我們俗稱的「白不老」。《本草綱目》記載：「硬殼白扁豆，其子充實，白而微黃，其氣腥香，其性溫平，得乎中和，脾之穀也。」「脾之穀」是對它身分的一個認證，相當於「專用」、「專屬」。白扁豆既是蔬菜，也能當成藥來用。但藥店裡賣的白扁豆跟我們在蔬菜市場上買的是不同的，因為它還多了一道程序，即「炒製」，所以藥店裡買的白扁豆都是乾的。但這裡的「炒」與「煎、炒、烹、炸」中的「炒」是不一樣的，它是中藥的一種炮製方法，所以千萬不要以為自己在鍋裡把扁豆炒一下就行了。如果用藥用的白扁豆，量不能用太多，每次用上二十至三十克就行了。

大家知道扁豆是有毒的，如何才能把毒性去除呢？首先是要盡可能選嫩一點兒的，再就是吃的時候一定要煮熟，這樣就可以把毒性去除。當然了，如果買的是藥用的白扁豆就沒有這個顧慮了。中醫有種說法，叫「單方無大用」，所以想要使白扁豆發揮更好的健脾效果，最好與其他食材搭配著用，正如《本草新編》說：「白扁豆味輕氣薄，單用無功，必須同補氣之藥共用為佳。」比如著名的中藥方劑「參苓白朮散」中，白扁豆就是與人參、白朮等藥物同用的。補氣最好的是人參，但人參價格太高，建議大家用黨參，首先它能補氣，再者從價格上來說，也比人參便宜很多。準備白扁豆三十克，黨參十克，粳米一百克，將白扁豆三十克、黨參十克加適量清水煎半個小時，然後去渣濾取汁液，將粳米洗淨後倒入藥汁中煮粥，等到粳米熟爛後就可以食用了。

如果您喜歡吃葷的話，也可以多吃一些牛肉。《醫林纂要》中說得好：「牛肉味甘，專補脾土，脾胃者，後天氣血之本，補此則無不補矣。」無論是用牛肉做湯、燒菜甚或煮粥，對補益脾胃都有很好的效果。

將藥學知識融入美食之中，以食養生，以藥祛病，二者結合，也是中華文化的獨到之處！

【望梅止渴】

你看「活」這個字，就是「舌旁有水」，這水即是口中津液——唾和涎。唾是腎分泌的，涎是脾分泌的，兩者分別為「先天之本」和「後天之本」，先天之本與後天之本相結合，人才有生命，才能「活」。腎、脾兩臟正常，口舌才能滋潤。

三國時期曹操有一次帶兵打仗，走到一個沒有水的地方。士兵們經過遠途跋涉，早已口渴難耐，一個個垂頭喪氣，行軍非常緩慢。曹操見狀，揚鞭一指前面的山坡說：「前面不遠處有一片很大的梅林，梅子又大又甜，到時大家就可以解渴了。」士兵一聽此話，一個個都抖擻起精神，拼命向前奔去，從而抓住了有限的戰機。這便是著名的「望梅止渴」的故事。

許多人可能認為這個故事出自《三國演義》，其實這個故事最早記載於《世說新語・假譎》。什麼是「假譎」呢？《說文解字》的解釋是：「假，非真也」，「譎，權詐也」。「假譎」的意思就是設詐以達到欺瞞別人的目的。作者在篇名中即標上「假譎」二字，可見故事並不足為信，但這裡面的道理對我們卻有一定的借鑒意義。「望梅止渴」這個成語也用以形容願望無法實現，只能用空想來安慰自己。

為何「望梅」即可「止渴」呢？這其實是大腦的一種條件反射。大家大概都有過吃酸東西嘴裡冒酸水的經歷。所冒的「酸水」其實就是嘴裡分泌出來的津液，即唾跟涎。酸是入肝的，而唾和涎分別是腎和脾分泌出來的，兩者之間有什麼聯繫呢？

中醫認為「酸入肝」，吃酸味的食物，實際上就是在補肝氣。肝氣強了，就會克制脾土。《黃帝內經・素問・宣明五氣》有「五臟化液：心為汗，肺為涕，肝為淚，脾為涎，腎為唾」的說法。可見，脾還有分泌涎的功效。脾的功能正常，涎液上行於口而不溢出口外。如果脾胃不和，就會導致涎液分泌增加，並自口中溢出的現象。吃酸之後，脾胃功能受限，涎液分泌過多，口舌得到滋潤，人就會感到解渴了。

再來看唾，唾是腎分泌的。腎主蟄，為封藏之本。「蟄」是什麼呢？就是蟄伏、潛藏的意思。腎五行為水，水在八卦中是坎☵，大家看這個卦象，是兩陰夾一陽

（「⚊」為陽爻；「⚋」為陰爻），陽是藏於陰中的，這就是封藏的意思。而這個「陽」，指的就是腎精。而「唾」就是由腎精所化，再經腎氣的推動，經過肝、膈、肺、氣管，直達舌下的金津、玉液兩穴，分泌而出的，它與涎一起滋潤著口腔。吃酸以後，脾土被削弱了，這時土不能制水，腎水就會趁勢擴大，腎中精氣就會旺盛，人的唾液自然而然就會增多了。有時即使不吃酸，也會出現一種條件反射：一想到酸的，一看到酸的，嘴裡的津液就會自然而然地增多。

由此可見，我們口中唾液來歷可是不小的，只有腎、脾兩臟正常，口舌才能滋潤。腎為先天之本，脾為後天之本，只有先天之本與後天之本相結合，人才有生命，才能「活」。所以你看「活」這個字，就是「舌旁有水」。如果「舌如風乾荔枝者」，就會一命嗚呼了。可見古人造字時真是煞費苦心了。

中醫認為，唾液嚥而不吐，可滋養脾腎。宋代養生家蒲虔貫在《保生要錄・調肢體門》中就說：「常以舌掛口齒，聚清津而嚥之，潤五臟，悅肌膚，令人長壽不老。」「以舌掛口齒」是什麼呢？比如練氣功的人，練功時通常會舌抵上顎，這就是「以舌掛口齒」，它還有個專門的稱呼——「搭鵲橋」。鵲橋原是牛郎織女相會的場所，這裡借用「鵲橋」二字，即指出此功法有溝通陰陽的功效，即任脈和督脈。任督二脈一通，真氣便可在兩脈中運行，同時也會產生津液，這就是「小周天循環」。如果真氣能在十二正經中循環的話，就是「大周天循環」了。「搭鵲橋」的具體方法：從前面把舌尖反捲成九十度，舌尖頂到上顎的部位。再教大家一個簡單的辦法，口中發「爾」聲，舌尖抵住上顎的位置即是。在做這個動作前，最好先配合將舌尖在口腔內攪動，待有少許津液分泌之後，再將舌尖抵在上顎的位置。等到津液滿口時，分小口，用真氣緩緩將津液引入丹田中，這才是完整的吞下。這時津液最易生成陽精，補脾腎的效果是最好的。如果只是簡單地嚥到胃裡，是不起作用的。

【水土不服】

當我們到一個新的環境後，經常會因為適應不了當地的飲食而導致腹脹、腹瀉等種種不適。這時可以備一些藿香正氣水在身上，有不適症狀時服用一些，很快就能好起來。也可以喝些優酪乳或含點鮮薑，對預防水土不服也有一定的效果。

「水土不服」用來形容對於一個地方的氣候條件或飲食習慣不適應。

前一陣子，朋友的兒子出國深造，他的父親給他捎了一包故鄉土以示留念。小夥子到了外國，水土不服，結果上吐下瀉。後來他不知從哪裡聽來的方法，說是喝了家鄉土泡的水就能好，他開始還嗤之以鼻，後來實在頂不住了，抱著有病亂投醫的心態喝了下去，沒想到喝了之後果然好了。他對此大為驚異，後來跟我說起這件事，我告訴他，從中醫的角度而言，這種辦法是可行的。

人為什麼會水土不服呢？中醫認為是脾虛了。脾有一個功能，就是主運化，「運」是運輸，「化」是消化、轉化的意思。一般人認為負責消化食物的器官是胃，其實這是不對的。中醫認為，胃主受納腐熟水穀，脾主運化水穀，食物進入人體，首先是進入胃的，經胃的初步加工變成食糜，但此時它的本質還是食物，吃下的肉還是肉，菜還是菜。什麼時候發生質變呢？這個轉化就是由脾完成的了。經過脾的「化」，曾經的食物變成了津液，成為營血，成為衛氣。「化」完之後，再由脾「運」出去，這時才真正轉化為我們人體的能量。脾虛時「化」的功能就會下降，吃進來食物消化不了，都通過糞便排出去了。所以生活中有些人吃很多，但就是長不胖，就是因為他的脾不好，食物沒有得到充分的吸收。遇到這種情況，首先就應該健脾。水土不服也是這個道理。

脾虛了，就得補，如何補呢？就是多吃含土氣多的食物，如馬鈴薯、山藥、紅薯等。這些食物有一個特點，就是都生長於土下，所以吸收的地氣更多，對於脾土的補益效果也就更好了。其實不僅是吃的東西，其他帶土氣的東西都對脾有好處。比如前面說到的那個富家小姐，家人就是把她放入土坑中來補脾氣的（見「沁人心脾」）。

家鄉土也含有土氣，所以用它來泡水便可治水土不服導致的腹瀉。中醫有一味傳統中藥，叫地漿水，最早收錄於《金匱要略》。地漿水就是「掘地深三尺，取其下土三升，以水五升，煮數沸，澄清汁」，也就是說，掘地三尺，然後取下面的土三升，加五升新汲取的水，煮沸，取澄清的汁就是地漿水了。文中記載此水可治療食生肉及菌類中毒。《本草綱目》也說：「地漿解中毒煩悶，解一切魚肉果菜藥物諸菌毒，及蟲蜞入腹，中暍（暑）卒死者。」所以，有食物中毒情況，手邊又一時沒有醫藥的話，可以試試這個辦法。

此外，水土不服時也可以服用一些中成藥，比如藿香正氣散。藿香正氣散出自《太平惠民和劑局方》，成分主要有藿香、半夏、陳皮、白朮、茯苓、厚樸、大腹皮等。方中的藿香有芳香化濕的效果，是本方的主力軍；半夏、陳皮能燥濕和胃，白朮、茯苓、厚樸、大腹皮可健脾行氣、化濕止瀉。此方有一個最大的特點，就是採用芳香之物來健脾。關於香氣入脾的原理，我們在前面已經講過了。古人認為此方能治山嵐瘴瘧。什麼叫山嵐瘴瘧呢？這個病多見於南方，因為南方樹木多，而且濕氣重。像《三國演義》中的諸葛亮率兵南征駐軍於蒼梧郡，蒼梧氣候濕熱、瘴氣多霧，蜀軍營很多人出現食欲不振、腹脹、腹痛泄瀉等症狀，其實這就是山嵐瘴瘧，也就類似於我們現在的水土不服。所以如果你出差、旅遊時擔心自己會拉肚子、吃不下飯時，不妨備些藿香正氣散或是藿香正氣水，對緩解不適症狀有很好的效果，提前服用還可起到預防的效果。

此外，還有一個辦法可以緩解水土不服出現的症狀，就是喝優酪乳。按照現代醫學的觀點，優酪乳裡面含有大量的乳酸桿菌，這種細菌有促進消化的效果，可以調節腸道的微生態環境。當腸道菌群正常後，消化不良、腹脹、腹瀉等不適症狀自然也就消失了。優酪乳雖說要冷藏保存，但如果上吐下瀉很厲害時，最好喝常溫的優酪乳，否則很可能會使症狀加重。

【骨肉分離】

「骨肉分離」從文學的角度來講，常用來形容離別之情。但從中醫的角度來看，還關係到兩臟，即脾跟腎。脾主肉，腎主骨，當脾虛時，肉就會鬆弛，「骨」與「肉」就會分離了！

「骨肉分離」常用來形容親人分散，不能團聚，原出自明代馮夢龍的《警世通言》：「誰知死後纏綿，恩變成仇，害得我骨肉分離，死無葬身之地，我好苦也！我好恨也！」

中國人喜歡用「骨肉」來代指親情，比如「骨肉團圓」、「骨肉至親」、「骨肉情深」，為人所不齒的還有「骨肉相殘」。為什麼「骨肉」被賦予如此深的含義呢？下面我們就從中醫的角度來解釋一下。

從中醫的角度來說，骨與肉分屬不同的臟腑，其中骨歸腎管，肉歸脾管，「骨肉」自然與這兩臟脫不開關係了。腎又為「先天之本」，《黃帝內經》認為：「兩神相搏，合而成形，常先身生，是謂精。」又說：「腎者，主蟄，封藏之本，精之處也。」關於「兩神相搏」，明代醫家張介賓的解釋是：「兩精者，陰陽之精也，搏者，交結也，凡萬物生成之道，莫不陰陽交而後神明見。」「兩精」也就指父之陽精與母之陰精，兩者相互結合，再經十月懷胎後才能產生新的生命。可見「兩精」是父母遺傳給我們的。而腎藏精，所以腎自然為先天之本了。

再來看脾。脾為後天之本。什麼是後天呢？打個比方，把種子種下，種子會發芽。它之所以能發芽是因為裡面含有遺傳物質，這種能量是它本身所具有的，不需要外力干涉，我們管這叫「先天」。發芽後，還要經過生長，但它生長是有條件的，你得澆水、施肥，我們所做的這些努力，就是「後天」的了。人出生之後要生長發育，這時就得需要能量，那就是飲食，而飲食是由脾胃消化的，所以脾胃就成為新的能量中心，這就是「後天之本」了。「先天」為父母所賜，「後天」為自身擁有；沒有先天則無生，沒有後天則無活。腎又主骨，脾又主肉，後來人們便用「骨肉」來代指血濃於水的親情了！而「骨肉分離」也不僅僅只是文學上的離別之殤，從中醫的角度講，它預示著身體的健康情況出現了異狀。生活中，大家可能會發現有些人的肌肉鬆弛，沒有彈性，就像與骨脫離一樣，這其實說明你的脾出問題了。

我們說「脾主肉」，這肉指的是哪裡呢？現代醫學將人體分為四大組織，即上皮組織、肌肉組織、結締組織、神經組織。結締組織又分為骨組織和脂肪組織。肌肉組織再加上脂肪組織，就是中醫講的「肉」了。按照這個標準來說的話，人體的五臟六腑四肢百骸哪一個沒有肌肉呢？正因為這個原因，所以人體有形的部分大都有一個「月（肉）」旁，比如肺、肝、膽、腸等，當然了，「心」是個例外。這說明這些器官的構成都離不開「肉」，離不開肉就離不開脾，脾的重要性由此可見一斑了。

我們再接上面的話題來說，生活中為什麼有些人的肉特別鬆呢？這是因為他的脾虛了。脾氣虛，就沒有足夠的力氣來支持肌肉的活動，這時人的肌肉就會失去彈性，或者都是贅肉，身材嚴重變形。我曾經遇到一位重症肌無力患者，他的血壓、血脂都正常，心臟也沒毛病，就是肌肉無力。身上的肉摸上去軟綿綿的，雙手連頭頂都舉不過去。如果讓西醫看，肯定會認為是神經的問題，中醫則會從脾上調治。《黃帝內經》說過，脾「太過則令人四肢不舉」，把脾調好了，症狀自然就會解決了。

還有一種狀況，就是脫肛。對於脫肛，很多人可能會選擇做手術，把脫出的直腸一切了之。但這樣一來，患者痛苦不說，而且也容易出現肛門狹窄、肛門失約等症狀。有的還會復發，因為你沒有去掉「病根」。曾經遇到一位脫肛患者，接連做了兩次手術都沒好，還想做第三次。後來筆者告訴他別做了，得從脾胃上調，因為脫肛也是脾胃的病，脾氣一虛，肉就會鬆弛。把脾養好了，這才是從根源上把問題解決了。

說到養臟腑，大多數人只把目光鎖定在「養」上，卻忽視了「防」。其實「養」與「防」的關係就相當於軍事上「攻」與「守」的關係。只攻不守，得到的也會失去；只守不攻，又會陷於被動。有攻有守，步步為營，這才是兵者之道，養生也是如此。就拿調養脾胃來說，許多人雖說也吃補脾的藥物或食品，卻對一些傷脾的生活習慣置若罔聞。這就相當於往一個破了洞的缸裡灌水，灌多少流多少，所以聰明的方式就是先把「洞」堵上，這樣才能高枕無憂。

脾怕什麼呢？首先它怕寒。我們雖然經常「脾胃」並稱，但脾和胃是有區別的。《外經微言》就曾有一段文字記載：「少師曰：『脾胃皆土也，有所分乎？』岐伯曰：『脾陰土也，胃陽土也。』」脾與胃雖說都屬土，但還是有區別的，它們的區別就是前者為陰土，後者為陽土。所以脾的陽氣易衰，陰氣易盛。寒為陰邪，如果你再拼命吃一些冷飲，只會「雪上加霜」。特別是小孩子一般都愛吃冷飲、果瓜，大人得注意，別老讓孩子吃，這樣易傷脾。脾傷了，輕的會拉肚子，重的會得痿症，比如肌肉萎縮，如果最後萎縮到心肌，人也就活不成了。

脾還怕濕。《臨證指南醫案》說：「濕喜歸脾者，與其同氣相感故也。」所以平時要注意不住過於潮濕的屋子、不蓋過於潮濕的被子、不要淋雨等。

做到以上兩條，就相當於把「洞」給堵上了。然後我們再補。雖說有些藥物是健脾的，但無論中藥還是西藥，最好都在醫師的指導下服用。就保健而言，還是飲食更安全一些。哪些飲食可以健脾呢？比如前面提到的白扁豆和牛肉，此外還有大棗、粳米、紅薯、薏苡仁、芡實、菱角等，健脾的效果都不錯，脾虛的話可以多吃一些。

【粗心大意】

我們知道火可生土，所以心火為脾土之母，即心火溫脾土。當「母親」生病了，「兒子」就會焦急，這叫「母病及子」。同樣「兒子」生病了，母親也會憂心，這叫「子盜母氣」。可見心與脾的關係是十分密切的，「心粗」時，必然會「大意」。

在歐洲，有一首流傳很廣的民諺：失了一顆馬蹄釘，丟了一個馬蹄鐵；丟了一個馬蹄鐵，折了一匹戰馬；折了一匹戰馬，損了一位國王；損了一位國王，輸了一場戰爭；輸了一場戰爭，亡了一個帝國。

據說英國國王理查三世馬上就要與敵人對陣了，這場戰役將決定整個王國的歸屬。臨陣前，馬夫由於一時大意沒有把國王的馬蹄鐵釘好，理查三世騎著馬上戰場了，戰爭進行到關鍵時刻時，馬掌上的馬蹄鐵掉了，戰馬摔倒在地，理查也從馬背上摔了下來，還沒等他起身，四周的敵軍便圍了上來，國王就這樣被俘了。莎士比亞因此而歎息：「一馬失社稷。」這就是粗心大意帶來的後果。

「粗心大意」一詞原出自朱熹的《朱子語類》：「去盡皮方見肉，去盡肉方見骨，終骨方見髓，使粗心大意不得。」從小到大，我們的父母、師長就一直教導我們做事要細心，不能粗心大意，因為一時的疏忽往往會帶來嚴重的後果。上面的理查就是因為馬夫的疏忽而丟掉了王國。其實，粗心大意不僅會使我們與成功失之交臂，也是健康給我們的一種警示。

為什麼這麼說呢？中醫認為心主神，脾主意，「粗心大意」其實是與這兩臟有關的。中醫認為五行是相生相剋的，任何一行都有「生我」和「我生」的關係。其中「生我」者為母，「我生」者為子，這種相生的關係又被形象地比喻為「母子關係」。我們知道火可生土，所以心火為脾土之母，即心火溫脾土。當「母親」生病了，「兒子」就會焦急，這叫「母病及子」；同樣「兒子」生病了，「母親」也會憂心，這叫「子盜母氣」。可見心與脾的關係是十分密切的，「心粗」時，必然會「大意」。

意是五神之一，它與神、魂、魄不同，雖根於先天，但卻需要後天的滋養。《黃帝內經・素問・宣明五氣》認為：「脾藏營，營舍意。」什麼是「營」呢？《黃帝內經》認為：「營衛者，精氣也」，「夫精者，生之本也」，所以「營」也就是人體的精氣。中醫經常「營血」並稱，但兩者是有差異的。血是「中焦受氣取汁，變化而赤，是謂血」，可見它是一種紅色的液態物質。而「其清者為營」，「泌其津液，注入於脈」。也就是說「營」不像血液一樣能看得見、摸得到，它是注入血中的精津，是「清汁」，但功能卻同血一樣，都是身體能量的來源。為什麼營藏於脾而不是其他臟腑呢？《黃帝內經・靈樞・營氣》認為：「營氣之道，內穀為寶」，「營者，水穀之精氣也」。而運化水穀的正好是脾，所以才是「脾藏營」。

何謂「意」？《靈樞》解釋為：「心有所憶謂之意，意之所存謂之志。」也就是說心已起而未有定屬者，即意願、意向。比如，看見一件漂亮衣服很喜歡，想買但還沒買，這就叫「意」；當你「志在必得」時，這就是「志」了，它是藏於腎的。「志」是欲念已經存留並決心貫徹的過程，也就是說它不僅處於一個「想」的階段，而且還處於一個「做」的階段。意與志經常並存，所以人們常「意志」並稱。

意是舍於營的，就像魂舍於血一樣。意與魂同屬五神，但兩者又是一個制約的關係。《黃帝內經・靈樞・本臟》言：「志意者，所以禦精神，收魂魄，適寒溫，和喜怒者也。」我們前面講過「夢」，夢的實質就是「魂魄飛揚」。為什麼人白天不做夢呢？就是因為魂魄被我們的意和志給收攝住了，所以白天我們的思維會很清晰、很規律，不會發生「白日做夢」的現象。

正常情況下，我們雖「有意」但卻不會「大意」，這是因為脾的功能是正常的。反之，脾的功能異常，「意」也會受到影響。《黃帝內經・靈樞・本神》就有「脾愁憂而不解則傷意，意傷則悗亂，四肢不舉，毛悴色夭，死於春」的論述。「悗」同「悶」字，「悗亂」就是煩亂的意思。當憂愁不能解時，人就會感到心中煩亂，心意不定，就是因為「意」被傷到了。「意者記所往事」，傷「意」的人就愛忘事，丟三落四。所以，想要克服「粗心大意」的毛病，就得養好心和脾。

中醫認為，紅色入心，黃色入脾，所以平時可以多吃一些紅色或是黃色的食物，比如紅豆、黃豆、大棗、小米等。這裡給大家介紹一味蓮子桂圓羹，滋養心脾的效果很好：取蓮子三十克，桂圓二十克，大棗若干枚，將蓮子去心，大棗去核，與桂圓一同放入鍋中加清水煲，等到蓮子酥爛後，再加入冰糖調味，就可以食用了。

我們先來看蓮子，蓮子入心、脾兩經，《本草綱目》認為：「蓮之味甘，氣溫而性澀，稟清芳之氣，得稼穡之味，乃脾之果也。」蓮子最好的吃法就是去掉心，然後連皮生嚼著吃。煮著吃只能治泄瀉、久痢，如果把皮去掉，就只能補脾了。所以我們這裡要連皮一起煮。

桂圓也就是龍眼，它也是入心脾的，中藥歸脾湯裡就用到了它。李時珍認為：「食品以荔枝為貴，而資益則龍眼為良。」可見對桂圓的推崇。桂圓還有一個名字叫「益智」，之所以有這個稱呼，就是因為它「甘味歸脾而能益智」，經常吃就可以「強魂魄，聰明」。

大棗養血，冰糖滋陰，與蓮子、桂圓相搭配，養心健脾的功效全出來了。這款湯特別適合那些失眠健忘、情緒煩躁，以及從事腦力勞動的人，味道也極好。平時煲一鍋，全家人都能喝，既養生，又利於家庭氣氛的融洽，不妨一試。

【得意忘形】

「脾藏意」，人在得意之時，難免會牽動脾氣。那麼「意」與「形骸」又有什麼關係呢？佛家對「形骸」有個戲稱，叫「臭皮囊」，指的就是人一身的皮肉。中醫認為「脾主肉」，所以，「得意」跟「忘形」最終歸於一體了。

「得意忘形」這個成語常用來形容一個人高興得失去了理智，或是失去了常態，這個成語原出自《晉書・阮籍傳》。阮籍是三國時期魏國人，他才華出眾，且為人豪放，不拘小節，他和嵇康、山濤、向秀、劉伶、王戎志同道合，相交甚深，再加上他的侄子阮咸，七人常在竹林中遊玩、作詩，故人稱「竹林七賢」。七人之中，阮籍性格最為狂放不羈，他高興時，常似癲似狂，忘乎所以，所以《晉書・阮籍傳》中寫道：「當其得意，忽忘形骸，時人謂之癡。」後來人們就把「當其得意，忽忘形骸」

簡化為「得意忘形」。

為何「得意」之時即可「忘形」呢？《黃帝內經》云：「脾藏意。」也就是說，「意」是與「脾」相關的，這個我們在前面已經講過了。再來看「形骸」，指的就是人一身的皮肉。皮肉與什麼有關呢？還是脾。中醫講「脾主肉」，所以，「得意」跟「忘形」最終歸於一體了。

脾常與胃合稱為「脾胃」，為後天之本。我們來看「脾」這個字，它從月，從卑。古漢語裡很少有「月」字作偏旁的，作為偏旁用的都是「肉」字旁。據《康熙字典》載：「《正字通》肉字偏旁之文本作肉。石經改作月，中二畫連左右，與日月之月異。今俗作月以別之。月中從冫，不從二作。」也就是說，「月」是從「肉」改良來的，所以「月字旁」古也叫「肉月旁」。現在凡是與肉相關的，如「脖」、「腿」、「臂」等都帶個月字旁。「卑」是個會意字，金文寫作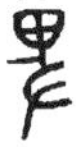，它的下面代表著人的左手，上面的「甲」意為士兵頭上戴的盔。古代有以右為尊、以左為卑的習慣，所以「卑」字多表示身份、職位低下的人，正如《索隱》稱「卑者，下也」。所以「脾」字也有這個意思，《釋名》對「脾」的解釋就是：「脾，裨也。在胃之下，裨助胃氣，主化穀也。」可見，它就相當於胃的幫手，輔助胃完成消化的整個過程。

胃有「倉廩之官」的稱謂，「穀藏曰倉，米藏曰廩」，「倉廩之官」就相當於看管糧草的官。人們吃的喝的，都要先到胃「集合」，然後再由它統一分配，分別運給各個臟腑，酸的運往肝，苦的運往心，鹹的運往腎，而完成「輸佈」這階段工作的就是脾了。脾胃協調，食物才能轉化為精血進而滋養全身的肌肉，這時人就「有血有肉」的，看上去特別健康。如果哪一天脾「罷工」，不想幹活了，那麼「皮囊」就會失養，人就會消瘦下去。生活中有些人跟蘆柴棒似的，只剩骨頭，沒有肉，就是脾胃出毛病了。這時吃補藥是沒用的，因為補藥都是滋膩之物，不利於消化。脾胃的功能本來就弱，你再吃一些不易消化的食物，只會加重它的負擔。這時應該吃一些健脾的藥物，如陳夏六君子丸、參朮健脾丸、歸脾丸等，先把脾胃給養起來。飲食上可以多吃山藥、紅薯、馬鈴薯、胡蘿蔔等食物，這些食物都是在土裡生長的，所以含有較重的土氣，正好可以補脾土。

我就見過一些小孩子，特別是農村的孩子，人長得特別瘦，肌膚乾癟。這些孩子有一個怪癖，就是喜歡摳牆皮吃，但也吃不出什麼病來。其實這就是一種病，中醫上稱之為「疳積」，原因就是脾胃過於虛弱，吃進去的飲食消化不了，他摳牆土吃，就是身體的一種本能反應。中醫認為，土也是可以入藥的，中藥中就有一味藥叫「伏龍肝」，說白了就是灶土。現在城市裡都用瓦斯，農村一些地區是燒灶臺。灶臺一般都是用黃土壘起來的，裡面燒柴禾。時間久了，灶臺底下的土就變得焦黃。這時將燒結的土塊取下，用刀削去焦黑的部分及雜質，就成中藥了。「伏龍肝」能溫中止嘔，對於脾胃虛寒導致的吐血、嘔吐等症，用它能起到很好的效果。據《千金翼方》記載，將灶心土碾成末，搽在腋下，還能治腋臭。但療效不持久，只能暫時取效。

還有的人容易嘴唇乾裂，一裂就是一個血口子，這也是脾虛的表現。中醫認為「脾開竅於口，其華在唇」，所以嘴唇上的毛病都從脾上找。還有的人吃飯吃不出滋味來，不知香臭，這也是脾出問題了。《黃帝內經》就說：「脾足太陰之脈……連舌本，散舌下。」又說：「脾氣通於口，脾和則口能知五穀矣。」對於這種情況，也應該以健脾為主。除了上面所說的方法外，還有一個方子，非常簡單，就是多養些花。因為「香氣入脾」，有些花，像茉莉、蘭花，本身就有一種很濃的香味，在陽臺上栽幾株，時時聞著花香，也能起到健脾理氣的效果。

【囫圇吞棗】

「囫圇吞棗」當然不可取，但棗能損齒倒確有其事，不過棗亦能補益脾胃，我們完全可以通過科學的服用方法做到趨利避害。否則，一味蠻幹，就是對養生採取「囫圇吞棗」式的態度，就是對健康的不負責。

從前有一個傻呼呼的年輕人，喜歡自作聰明，做事情總想著別出心裁。有一天他聽到別人說：「吃梨對牙齒很好，但對脾有損傷；吃棗對脾很有益處，但卻會傷害到牙齒。」年輕人聽了以後，思考了很久，想出了一個自認為「兩全其美」的辦法：「我吃梨的時候，只嚼一嚼不嚥下去，這樣就傷不到脾了；我吃棗的時候不嚼，直接把它吞下去，這樣就不會損傷牙齒。」有個喜歡開玩笑的人對他說：「你真是囫圇吞卻一個棗啊！」說完，笑倒了眾人。這便是「囫圇吞棗」成語的來歷。

「囫圇」即「整個，完整的」之意，老北京土話經常說「囫圇個」，說的就是一整個的意思。「囫圇吞棗」就是說吃棗時不嚼，一下子吞吃掉，後多用來比喻讀書學習不認真，只做表面功夫，而對所學的知識不去深刻理解。此外，《湛淵靜語》中也表明了這個故事的寓意，那就是世間的事大都有利有弊，興利除弊應該有恰當的方法，如果像故事裡的年輕人一樣，考慮問題不深入，似是而非，這樣「囫圇吞棗」只能惹人發笑，所以這個成語也用來比喻對事物不加分析思考。

從吃東西談到了學習態度和思考問題，這裡我們再來談一談這個故事涉及的養生道理。

梨是人們常吃的水果，它最大的特點就是生津潤肺，要是有肺熱咳嗽或咽喉腫痛不舒服的話，梨就是上好的清火止咳藥。把梨用作藥膳，可謂是藥食同源的鮮明體現。例如北京的傳統特產裡有一種秋梨膏，多以北京郊區的秋梨為主料，配上多種藥物，同蜂蜜一起熬製而成。過去秋梨膏一直是宮廷內的專屬藥膳飲品，直到清朝才由御醫傳出宮外，流傳民間。不管是有肺熱煩渴、便秘乾燥症狀的人，或是常人，經常吃些梨，或服用秋梨膏，都有很好的養肺陰、生津潤燥的作用。

故事原文說「梨益齒而損脾」，吃梨還能對牙齒好嗎？其實這一點大家是能感覺出來的。像我們平時吃完梨，都會感覺口腔裡很清新、很清爽，就是因為吃梨不僅潤肺，還能清潔潤澤口腔。吃梨的時候，我們能感覺到一些柔軟的顆粒，可不要小瞧它們，正是這些小顆粒，在我們咀嚼的過程中，起到了一個洗刷牙面、按摩牙齦的作用，能夠清除口腔中的食物殘渣，因此有人管它叫「天然的漱口水」。如果有牙齦腫痛或牙齒過敏，吃些梨也是有助於消炎清火的。從這一點，我們看出古人對飲食和生活都是很細緻的。

為什麼又說吃梨會傷脾呢？這主要是由脾「喜燥惡濕，喜溫惡寒」的特點來決定的。中醫認為脾屬土，主運化，轉輸水穀精微和水液。我們吃的食物，在脾這裡會轉化成精微物質營養全身；如果身體裡有了多餘的水濕，脾就負責把它們運出體外，使人體免受濕邪。而脾的運化功能是依靠脾的陽氣來升清的，如果水濕過重，就加重了脾的負擔，它就沒法好好工作了。溫燥的狀態，才能令脾健運不息，就好比無私奉獻的大地，在陽光的溫煦下能生長出穀物供人們食用，地面有了積水，挖出溝渠，大地就能把水排走，使路面暢通。但失去陽光的溫煦作用，或水氾濫成災，大地也就沒辦法再生長食物，或供我們在路面行走了。因此，寒涼的食物，或助濕的食物，吃多了就對脾臟有害，而梨卻恰恰是偏寒助濕的。《飲食須知》裡說：「多食令人寒中，損脾，生食多成冷痢。」由於梨性寒涼，吃多了就會傷脾胃，特別是生吃過多，脾胃受寒了就可能出現腹瀉或痢疾等症。因此，梨雖好，可以常吃，但不能一下吃太多。對於本身脾胃虛弱，或虛寒腹瀉的人，及孕婦、產婦而言，更是要避免吃生梨。對這些人群，最好的辦法就是把梨煮熟再吃，這樣梨的寒涼之性就大大降低了。

與此同時，故事裡認為「棗益脾而損齒」。棗的益脾作用自然是不言而喻的。它味甘，性平，入脾、胃經。脾胃作為後天之本，是氣血生化之源，棗有很好的補益脾胃之功，同時起到滋養陰血，養心安神的作用。尤其是大棗，益氣、養血的效果非常突出，民間素有「五穀加小棗，勝似靈芝草」的說法。因此與梨相反，脾虛的人可以多吃一些棗，特別是心血管疾病、貧血、失眠和高血壓等患者。女性是最需要補血的人群，從月經、懷孕、生產、哺乳這些方面，都是很耗氣血的，而且女性天生善感，容易落淚，淚為肝之液，流淚過多是很傷肝血的。所以特別是女性，要和棗成為親密的朋友。

那麼棗果真損齒嗎？我們說棗能益脾，還可以從棗的生長習性上體現出來。棗樹本身就是生長在溫帶的陽性樹種，喜歡陽光和乾燥的氣候。這使棗正對應了脾的特性，喜溫喜燥，屬土。而牙齒是腎的外觀，為骨之餘。土能剋水，如果吃棗過多，並且一直都用牙去咬的話，就會損傷牙齒。這也是一般性常識，甜食吃得過多，對牙齒是有害的，容易齲齒。特別是有齲齒的人，吃棗後，難免會有棗皮粘在上面，這樣你就會感覺牙齒很痛，所以記得吃完棗一定要漱口。

既然如此，應該怎麼吃呢？故事裡的年輕人，想要吃棗不傷到牙齒，又可以補脾，於是就囫圇吞棗，這樣做當然是不可取的。吃棗的目的就是為了補益脾胃，脾主運化，而吃東西如果不細嚼慢嚥，就等於把牙齒的活都交給脾去做了。有些人吃東西特別快，嚼兩口就忙著下嚥，這對脾胃來講，本身就是一種負擔，這樣即便吃的東西對脾胃再好，也是在「幫倒忙」，所以吃東西時一定要講究細嚼慢嚥。但是我們可以拿「囫圇吞棗」作參考，就是說，新鮮脆甜的棗當然要用牙齒咬著吃，但一般我們食用的都是乾棗，用乾棗熬粥煮飯時，最好把它儘量煮得軟爛一些，吃時輕輕吐去棗核，就不用怎麼嚼了。或是把棗去核切成小塊或細絲，煮爛後也不用嚼，倒不失為一種護齒養生的方法。

像《湛淵靜語》裡所說的那樣，世間的事大多有利弊，對養生來說，亦是如此。重要的是，我們如何去思考和協調它的利與弊，同時把握一個度。就說吃棗傷牙，屬於脾土剋腎水，那麼棗能補脾，這是補後天，而後天可以補先天，腎精是由後天飲食化來的，這樣吃棗對牙也是一種保護和滋養。因此，吃的方法正確，吃棗就等於護牙。那麼吃梨對牙有好處，但是它的糖分也很高，若吃完梨長時間不漱口，同樣會傷牙。並且對於吃梨傷脾，也只是說生吃過多才會對脾不利。由此可見，生活要細緻，把生活細緻起來，就是在養生。

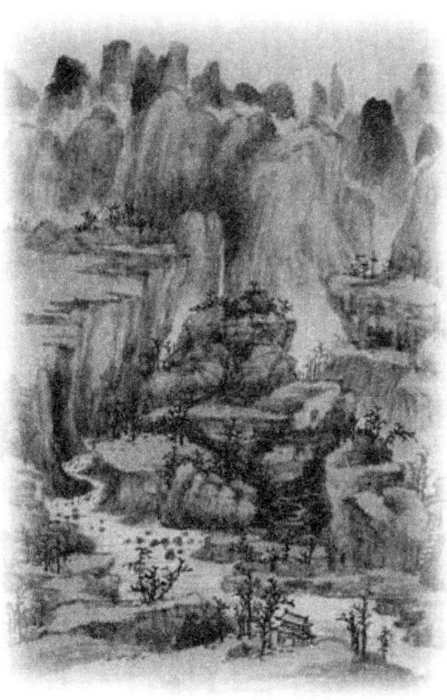

【口乾舌燥】

有時一下講話過多，就會出現口乾舌燥，這是因為說話是件耗氣的事，津液又需要靠氣來生化，所以講的話多就容易口乾。這只是暫時性的。而一旦出現長期的口乾舌燥，就不能掉以輕心了，這是我們體內的腎和脾在給我們發出求救信號，這時就需要好好地養護一下它們了。

三國時期，建安文學的代表人物曹植，曾以「七步成詩」之才名揚天下，更有詩作《白馬篇》等，成為建安詩中的千古佳作流傳不朽。曹植還寫過一首同樣有名的《善哉行》，開篇即用比興的手法渲染氣氛，醞釀感情：「來日大難，口燥唇乾；今日相樂，皆當喜歡。」前兩句意思表示前途艱難，讓人焦慮不安、性命可憂；後面是說至少現在還沒什麼事，應當高興起來，與親友盡情歡笑。正如詩歌後面所寫「歡日尚少，戚日苦多」，抒發了一種對人世歡少苦多的感歎。由此，後來有了「口乾舌燥」這一成語，也作「唇乾口燥」。

一般情況下，「口乾舌燥」多用來形容講話過多，非常乾渴。同時像詩裡體現的那樣，人在過於焦慮擔憂時，難免也會因上火而口乾舌燥，只不過這種乾、燥是從心裡引發出來的。事實上，一時的口乾，並不會對健康產生什麼影響，但對於經常性的口乾，就該留心是不是身體哪裡出現問題了。

經常出現口乾的症狀與什麼有關呢？口乾也就是口中感到津液不足，不管喝多少水，咽喉都沒有一絲濕潤，人們經常說的就是：「嗓子都快冒煙兒了。」中醫認為，腎主水，總管調節水液的平衡，脾主運化，包括體內水液的運輸，口中津液太多或太少，病可能出在脾腎。

人們習慣上把口中的津液稱為唾液，事實上，它包括「唾」和「涎」兩部分，是腎和脾產物的共同體。人體有汗、涕、淚、涎、唾五液，分別由五臟所化。五液的分泌異常，可反映出人體臟腑的功能異常。其中腎在液為「唾」，《說文解字》裡對「唾」的釋義為「口液」，它指的是口津中較為黏稠的那一部分。古代的醫學家認為，「唾」是由「精」轉化而來的，如李時珍就指出：「津液乃人之精氣所化。」這裡的津液便是口津中的「唾」。在我們頭部前正中線上有廉泉穴，足少陰腎經就循經這裡，向上到舌根兩旁，可分泌唾液助飲食消化，可知「唾」為腎之液，由腎精而化。廉泉穴在喉結上方。取穴的時候可以微微仰頭，在舌骨下方、喉結最上端有個很明顯的凹陷，就是廉泉穴的所在。

與「腎為唾」相對應的，是「脾為涎」。「涎」是指口津當中較為清稀的那一部分，可以理解為「口水」，由脾所主，像「垂涎欲滴」一詞，就是指看到想吃的東西會流口水。《黃帝內經・靈樞・經脈》裡說，脾經「上膈，挾咽，連舌本，散舌下」。脾是主運化水穀精微的，開竅於口，脾的經脈同樣上達至口舌，脾的陰液也隨之

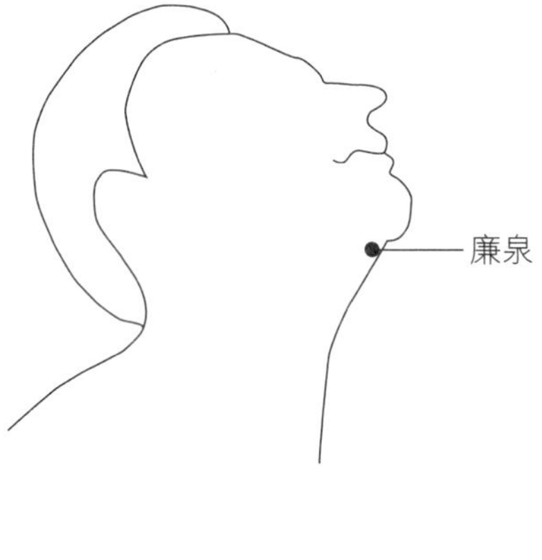

圖十三　廉泉穴

上行，化為涎，起到濡潤口腔的作用。

涎唾在一起就構成了唾液，兩者並存於口中，關係十分密切，共同發揮濡潤口腔、協助進食和促進消化的作用。因此，唾液分泌的多與少，與腎主唾和脾主涎關係重大。

拿腎臟的問題來說，唾液過多或過少，都可能由腎臟陰陽失衡引起。腎陽主開，對水液有蒸騰氣化的作用，就好比豔陽高照，很快就能把地面的積水蒸發掉。水去了哪裡呢？被排出體外了，也有一部分化為唾，此時口中津液分泌正常。有的人小便不利，這就如同陽光不足，不能把該排出的水液蒸發排掉，腎陽虛弱失職，開少闔多，故小便不利尿少。同時陰津無法氣化佈散，就該氾濫了，上泛到舌下，溢出口中，就表現為唾液過多。有的人就是這樣，總感覺滿口唾沫，還會伴有腰膝酸冷、怕冷等症。這時要注意溫補腎陽，攝唾固津，少吃性寒涼的食物。

與之相反的，就是我們所說的口乾無唾。它的原因要嘛是津液無法上承於口中，要嘛是體內過於燥熱，火盛灼傷了津液，罪魁禍首是陽光過強，天氣過於晴朗了，使大地出現了乾旱，對於人體就是陰液少了，水不制火。這時表現出的就是陰虛的症狀。因為體內燥熱，所以整個身體都有些「火急火燎」的，比如陰液不能抵達口腔，就總感覺咽乾；別人都感到溫度適宜，陰虛的人卻不時感到燥熱；而且情緒也容易變急躁，愛發火；還有就是我們常說的盜汗，經常與口乾同時出現。

因為涎為脾液，所以唾液分泌異常的原因也可能在於脾。脾氣虛弱、脾胃虛寒或脾經有熱，都可能使涎液過多或涎少口乾。

小孩子天生都會流口水，這是因為年幼脾虛，但是口水過多，幾乎沒有停下來的時候，胸前衣服上總是濕乎乎的一大片，這就不太正常了。同時還可能伴有口瘡，口腔或口角出現潰瘍。中醫管這種情況叫滯頤，是脾胃裡有積熱，或脾胃虛寒造成的。有的孩子長到七八歲還會流口水，這就是脾虛，家長得注意多給孩子補脾，多吃小米、山藥、大棗、雞肉、青魚等補脾的食物。如果成人唾液多而且黏稠，口中還帶著苦味，這多是脾經有熱，要注意清熱瀉脾，不能吃辛辣上火的食物，應多吃清熱瀉火的食物，如綠豆百合粥就是不錯的選擇。鹹味是入腎的，若唾液多卻帶有鹹味，這就多是腎的原因了。特別有些中年人，常感到口中有鹹味，唾液多而發黏發鹹，中醫認為這是腎虛津液上泛所致，適宜多吃些溫腎壯陽的食物，還要注意檢查是否為慢性腎炎、腎功能受到損害所致。若腎臟陰虛火旺，也有可能出現口鹹，這主要是腎陰不足、虛火上浮的表現，不過這時多唾少口乾，飲食上要多吃滋補腎陰的食物。

與口中唾液多相比，似乎口乾更令人痛苦不舒。涎少口乾之症，成人比較常見。那麼是脾出了什麼問題呢？其中不乏有陽虛氣衰和陰津耗傷無法輸佈的原因。脾主運化，靠脾陽來升清脾氣的，如果脾的陽氣虛，沒有力氣將水津上承到口中，人就會感到口乾舌燥，就像泵的壓力小，泵不上水來一樣。由於脾氣不運，有時會伴有吃不下飯、脘腹脹滿的症狀，這時應該健脾益氣，提升脾的陽氣讓水津在體內運轉起來。如果說脾的陽氣不運是標，還有一種脾陰不足，就屬於本了。因為脾的陰液本來就不足，沒辦法輸佈，所以就會口乾，嚴重的會出現口唇焦燥乾裂起皮。這時不少人都愛用護唇膏，其實滋補脾胃之陰才是正理。

那怎麼辨別是脾陰不足，還是脾陽不振導致的口乾呢？脾陽虛的一些連帶症狀前面講過了，而脾陰不足是脾受胃熱約束，陰傷不能運化，中醫稱之為「脾不能為胃行其津液」，常見口乾、口渴、大便秘結，可以多喝些綠豆粥和麥冬大米粥滋補脾胃之陰。

若要避免唾液過多或口乾帶來的困擾，就得注意好好養護脾腎。津由精所化，腎精充盈，腎水便能輕易地上升化為津液，輸佈咽下，可以潤心，避免心火過盛，達到水火相濟、陰陽平衡之態。唾液在古代被稱為「金津玉液」，是彌足珍貴的，古人常常用它來養生，特別是一些修道養生的人。古代很推崇「吞津」養生術，《蘇東坡養生訣》云：「欲吞津者先靜坐調息，以舌在口內攪動，刺激唾液分泌，令滿口而嚥之；日三嚥，持之以恆，則皮膚潤澤，延年益壽。」平時大家可以試著來做，特別是有口舌乾燥症狀的人，將舌在口中攪動，當唾液分泌之後，將津液一口口嚥下，持之以恆多練習，就能有效緩解口乾，並且達到健脾腎、延年益壽的效果。

《黃帝內經》裡說：「天地合氣，命之曰人。」人的生命活動靠氣來支撐。而講話是耗氣的，津液又需要靠氣來生化，講的話多就容易口乾。那些平時工作需要大量講話的人，可以選擇喝蓮子心水，將蓮子心用開水泡飲，濃淡要適宜，一天續杯兩三次即可，適用於虛火上升、口乾舌燥、聲音嘶啞等。

總之大家要記住，不要把區區口乾不當回事，如果出現長時間的口乾舌燥，一定不能掉以輕心，因為口乾可不是多喝點水那麼簡單。

第五輯

腎

作強之官，技巧出焉

結髮夫妻

白頭偕老

掩耳盜鈴

骨軟筋酥

唇亡齒寒

殫精竭慮

耳聰目明

志存高遠

不寒而慄

脫胎換骨

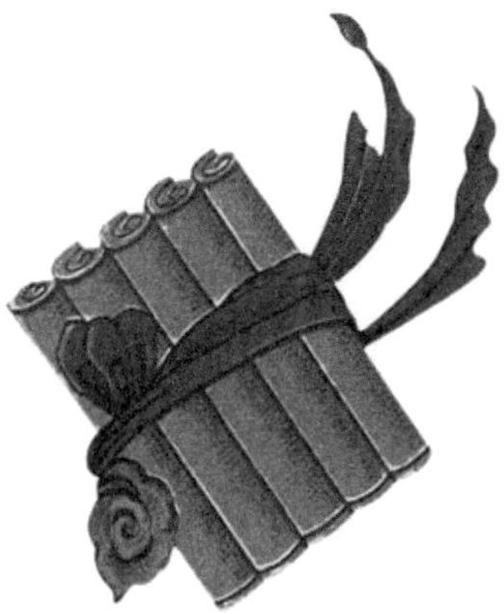

【結髮夫妻】

古人在結婚時，新郎新娘往往會在頭上剪下一綹頭髮，然後把它們纏繞在一起，以示「永結同心」之意，這就是「結髮」。結髮夫妻經常用來形容元配夫妻，而元配夫人也就簡稱「髮妻」了。

說起頭髮，人們應該再熟悉不過了。特別是女孩子，一頭烏黑亮麗的頭髮定會為她增色不少。其實對於中國人而言，頭髮的意義遠不只修飾儀容那麼簡單。中國有句成語叫「結髮夫妻」，何謂「結髮」呢？古人在結婚時，新郎新娘往往會在頭上剪下一綹頭髮，然後把它們纏繞在一起，以示「永結同心」之意，這就是「結髮」。《樂府詩集》就有「結髮同枕席，黃泉共為友」的詩句，意思是說，兩人結婚後，就要生死相伴了。後來「結髮夫妻」也用以稱呼元配夫妻，元配夫人也就簡稱「髮妻」了。

為什麼古人會用結髮訂終身呢？這是因為頭髮在古人心目中的地位十分重要。從中醫的角度來講，頭髮為「腎之華，血之餘」。也就是說，頭發黑不黑，有沒有光澤，這要看腎精是否充足；頭髮長不長、多不多，這要看肝血是否旺盛。而精血又都是父母給的，所以頭髮是不能輕易毀損的。正因為頭髮在古人心目中的地位很重，所以像訂情、結婚這樣的場合，都會用頭髮來表示。古代有種刑罰叫「髡刑」，就是將人的頭髮剃去以示懲罰。

不但如此，髮型與人的成長也是有關係的。比如中國許多地區喜歡稱未成年的女孩子叫「丫頭」。這兩個字是怎麼來的呢？原來過去未成年的女孩子經常把頭髮梳成左右對稱的雙髻，這叫「總角」。由於這個髮型看上去就像一個「丫」字，所以人們就習慣性地稱為「丫頭」了。等到女孩子長到十五歲，就算成年了，這時就得行「笄禮」。頭髮不能再梳雙髻了，而是把頭髮盤起來，用「笄」簪好。男孩子成年後也要行「冠禮」，代表長大成人。

一個人老了，也先從頭髮表現出來。《黃帝內經》說女子「五七陽明脈衰，面始焦，髮始墮」。足陽明胃經走頭的兩側，所以人兩鬢的頭髮總是先白；「六七三陽脈衰於上，面皆焦，髮始白」，到了四十二歲時，頭部的三條陽經就都衰了，這時頭髮就開始大面積變白了。男子頭髮變白的時間要晚一些，「五八」頭髮開始脫落，「六八」頭髮就變得花白了。可見，頭髮與人體的生理和年齡關係是十分密切的。

現代人頭髮出現的問題越來越多，比如脫髮、頭皮屑、頭油多等。中醫認為，脫髮是你的腎出了問題。請注意這裡所說的腎不是西醫所說的「解剖之腎」，而是中醫中的「五臟之腎」。毛髮的營養雖源於血，其生機卻根於腎，因為腎精可以化生元氣，正是元氣推動著頭髮的生長。所以如果腎虧虛了，這時頭髮的「動力」就不足，就會脫落。這時關鍵在於補腎，除了平時注意節制房事外，還可以多吃一些補腎的食物，如黑芝麻、枸杞、何首烏、山藥、蓮子等。如果再加上外塗效果就更好了。用什麼塗呢？將生薑五片、枸杞十克煎汁，洗完髮後塗在頭髮上，讓其自然風乾，一小時之後再用清水洗淨，這樣可以達到促進生髮的作用。

有些人頭皮屑多，這是由於陰盛陽虛，腎精斂不住虛火，火性上炎，時間一長，頭皮上的精氣就會減少，頭皮得不到足夠的滋養，就有頭皮屑了。有一個辦法可以去頭皮屑，就是洗髮時在水裡加點醋。醋本身就是收斂的，這樣就能斂陰護陽，頭皮得到滋養，頭皮屑自然就少了。

還有些人頭髮像枯草一樣沒有光澤，這時得養血。中醫認為「髮為血之餘，血盛則髮潤，血虧則髮枯」，所以頭髮乾枯說明體內的氣血不足。現在的女孩子偏愛節食減肥，孰不知，不吃飯，氣血就沒有辦法生化，就會導致血虧，頭髮的營養就跟不上。所以，對於這種情況，首先要做的就是按時吃飯。另外還可以吃一些補氣血的食物，如大棗、當歸、龍眼肉（桂圓肉）、阿膠等。

另外還有一個辦法可以養護頭髮，就是勤梳頭。古人云：「欲髮不脫，梳頭千遍。」《黃帝內經》也說：「一日三篦，髮鬢稠密。」為什麼梳頭能阻止脫髮呢？因為頭部循行著多條經脈，而梳頭能同時對這些經脈形成刺激。經脈通暢，氣血就足，頭髮得到足夠的滋養自然就不脫落了。據說宋代的大學士蘇軾曾受脫髮困擾，後來就是用這個辦法治好脫髮的。

梳頭的梳子也是有講究的。製梳的材質很多，其中以黃楊木的為最好，民間有「鳥中之王稱鳳凰，木中之王為黃楊」之說。為什麼稱它為「木中之王」呢？這是因為它的醫療功效很大，據《本草綱目》記載：「世重黃楊，以其無火」，「其木堅膩，做梳、剜、印最良」，且能「清熱，利濕，解毒」。現代醫學也認為，黃楊木中的黃楊素可抑制真菌生長，所以用它製成梳子後還有止癢去屑的效果。其他如桃木梳、牛角梳也不錯，大家可以根據情況進行選擇。梳頭的時間沒有嚴格的要求，想什麼時候梳就什麼時候梳，梳的次數則是越多越好。

愛護頭髮是愛美的表現，也是愛護健康的表現，與其花大把的金錢和精力在美髮店裡，不如親自動手解決頭髮問題。

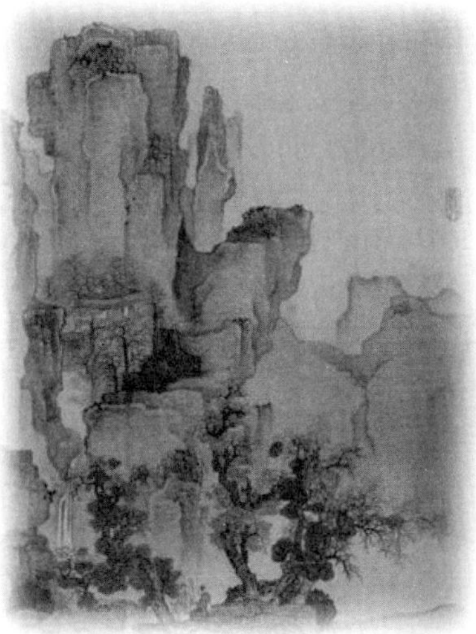

【白頭偕老】

「白頭」是指頭髮全白了，此處用來代指歲月；「偕」是共同的意思。「白頭偕老」代表著古人對於「長壽」和「子孫滿堂」的嚮往。

「白頭」是指頭髮全白了，此處用來代指歲月；「偕」是共同的意思。試想兩個白髮蒼蒼的老人，相互依偎著在歲月中走過，想來就讓人感到溫馨。而「白頭偕老」，也成為中國人最喜歡的祝福語之一。

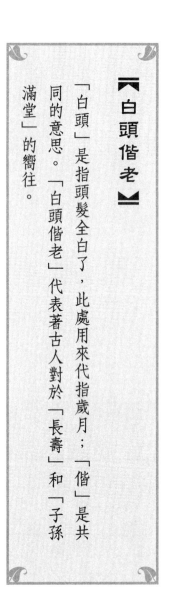

這個成語裡又說到了頭髮，中國人與頭髮的情結真的是剪不斷，理還亂。訂婚了送頭髮，為情所傷了剪頭髮，等到頭髮白了，曾經的承諾卻不曾放下。為什麼頭髮如此重要呢？現在我們就從「頭」說起。

前面說過，頭髮與肝、腎的關係最為密切。頭髮長得快不快、多不多是肝血的問題，頭髮黑不黑、亮不亮則是腎的問題。腎在中醫中有「先天之本」的說法。什麼是「先天」呢？打個比方，好比燈的油、樹的根。燈有油才能亮，樹有根才能活。也就是說，腎精是一個人得以生存的根本。《靈樞．經脈》就有「人始生，先成精，精成而腦髓生。骨為幹，脈為營，筋為剛，肉為牆，皮膚堅而毛髮長」的論述。

腎與頭髮的關係相伴一生。大家知道，小孩子的頭髮往往會發黃，而且特別柔軟，所以我們常稱小女孩為「黃毛丫頭」，稱小男孩為「毛頭小子」，原因就在於小孩子的腎精還不充足，生機沒有發動起來，毛髮發育尚未完全成熟。等到女孩子過了七歲，男孩子過了八歲，頭髮就烏黑發亮了，原因就在於此時他們體內的腎氣充盈了。此時小孩子還有一個特點，就是開始換牙。因為腎是主骨的，而「齒為骨之餘」，所以齒與骨是同源的。腎精充足後，人的生機就發動了，這時小孩子就會脫去舊齒，換上新齒。所以通過牙齒，也可以看出一個人腎的強弱來。比如生活中有些人的牙齒特別堅固，這說明他的腎精足。相反，腎虛的人往往會出現牙齒鬆動、稀疏等症狀。

我們再回過頭來說頭髮。頭髮生長最旺盛的階段，女性一般是在二十八歲，男性一般是在三十二歲。《黃帝內經．素問．上古天真論》說，女子「四七，筋骨堅，髮長極，身體盛壯」，男子「四八，筋骨隆盛，肌肉滿壯」，這時身體發育進入了一個鼎盛時期，之後，就開始走下坡路了。女性從三十五歲開始，男性從四十歲開始，腎氣開始衰弱，面部開始出現皺紋，頭髮開始脫落、乾枯、變白。等到女性四十九歲，男性六十四歲後，「天地之精氣皆竭」，這時頭髮就開始大面積變白了。而「白頭」，也就代表了人的一生。

腎還有一個功能，就是主生殖。人發育到青春期，腎的精氣充盈了，就會產生一種叫「天癸」的物質。「天」代表自然，即先天的意思；「癸」是從中國天文科學的角度來說的。古代哲學有十天干，分別是甲、乙、丙、丁、戊、己、庚、辛、壬、癸，並按五行來劃分，壬和癸對應北方，五行屬水。壬水和癸水還有一個區別：壬水是沒有成形的水，而癸水則是成形的水。打個比方來說，拿壺燒水，水受熱後開始蒸發，這個時候它也是水，但沒有形，這就是壬水；再燒一會，水蒸氣就會凝在壺蓋上，這是成形的水，叫癸水。而「天癸」，就是指先天的成形的一種水。對於女性來說，天癸作用於胞宮，女性就開始有月經；對於男性來說，天癸如期而至，男性就開始出現遺精。《女科正宗》說：「男精壯，女經調，有子之道也。」女性的月經正常，男性排精正常，精卵相互結合，才能結成胚胎，孕育生子。所以說，腎精足的人，不僅活得壽命長，子孫也多。「白頭偕老」正代表著古人對於「長壽」和「子孫滿堂」的嚮往。

如何才能判斷自己的腎臟是否強壯、腎精是否充足呢？有一個辦法，就是觀察自己的耳朵。民諺常說：「耳大有福」，這句話是有一定道理的。中醫認為「腎開竅於耳」，所以腎氣足的人耳朵就會大，腎氣足，人活得壽命就會長，也就是老百姓口中的「有福」了。耳朵還有一個特殊的地方，那就是它一直都在生長。現代研究表明，耳朵平均每十年長一．四至二．二毫米，雖然這個增長速度非常慢，但卻不能忽視。所以長壽的人，他們的耳朵往往較一般人大，這也是「耳大有福」的另一個佐證。

既然耳朵與腎關係如此密切，想養腎自然應該從護耳入手了。中醫有種功法叫「鳴天鼓」，對養耳護腎有很好的效果。具體做法是：將雙手掌心對準耳道，十指抱於腦後。然後將食指抬起，搭於中指之上，雙指一起用力，向下彈擊腦後枕骨。這時耳中會有「咚咚」的響聲，就像有人敲鼓一樣。「鳴天鼓」就是如此得來的。每天堅持早晚兩次，每次六十下，對於防治耳聾、耳鳴有很好的效果。

此外，多提拉耳朵也有補腎的效果。做法也很簡單：用雙手拇指、食指夾捏住耳廓，然後分別向上、向左（右）、向下提拉三分鐘，再將雙手搓熱，摩擦雙耳，直到發紅發熱，對養耳護腎也有很好的效果。

以上是一些簡單的導引，如果加上食療，雙管齊下，效果會更好。中醫認為，黑色入腎，所以平時還可以多吃一些黑色的食物，如黑木耳、黑芝麻、黑豆等。枸杞補腎的效果也很好，可以多食。

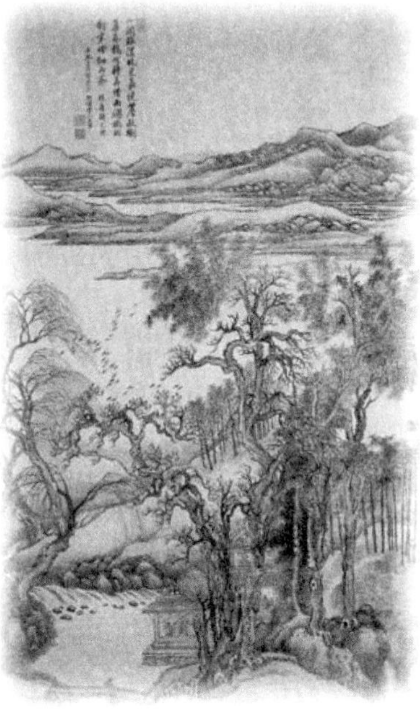

【掩耳盜鈴】

人的耳朵確實是一個非常神奇的器官，從形態上看耳就像一個倒置的胎兒。而且耳上的不同位置也與人體的各個部位相對應。中醫用耳穴治病，就是依據這個原理。

「掩耳盜鈴」這個成語，在生活中常用來形容明明掩蓋不住的事情，還偏要想辦法掩蓋，結果弄巧成拙。成語最早出自於《呂氏春秋·自知》，原文為盜鐘，後來鐘演變成為鈴，掩耳盜鐘反而不常用了。

大家對這個成語應該不會陌生。下面就從中醫角度談談耳與人身體健康的聯繫，也就是耳的養生秘密。耳在中醫中被稱為竅。人身上總共有九竅，分別是雙眼、雙耳、雙鼻孔、口及前後二陰。耳是中醫養生的「必爭之地」。為什麼這麼說呢？首先耳為聽覺器官，能夠分辨自然界的各種聲音。人的耳確實是一個非常神奇的器官，從形態上看耳就像一個倒置的胎兒。而且耳上的不同位置也與人體的各個部位相對應。比如，耳垂上的穴位是與人體的頭面部相對應的，耳舟（耳輪與對耳輪之間的凹溝）部位的穴位對應的是人體的上肢，耳甲（耳輪腳以下的耳腔部分）對應的則是內臟部分等。總之，耳是人體一個非常重要的器官，《黃帝內經・靈樞・口問》就說：「耳者宗脈之所聚也。」人體十二經脈交匯於耳，耳上有兩百多個穴位，人體各器官和組織在耳上幾乎都有相應的刺激點。所以一旦身體某個部位受到疾病侵犯，耳上的某個特定穴位就會產生「預警信號」。中醫用耳穴治病就是依據這個原理。

腎開竅於耳，所以耳的聽覺功能與腎的精氣盛衰有密切關係，腎精充足，髓海得養，耳的聽覺功能就會正常。如果腎中精氣虛衰，髓海空虛，人的聽力就會減退，或者出現耳鳴。大家知道人一上了年紀耳朵就不好使了，其實就是因為老年人腎精虧虛，耳失濡養所致。同樣腎的變化也反映在耳朵上，正如《四診訣微》中有所說的：「耳焦如炭色者，為腎敗，腎敗者，必死也。」如果耳朵的顏色變成黑色，說明腎精嚴重不足，這樣的人離死亡也就不遠了。腎為先天之本，藏五臟六腑之精，耳朵就是它在人體外的「情報接收站」，所以對耳朵的異常信號我們決不能掉以輕心。

既然耳是人體宗脈的聚集地，又與我們的身體健康息息相關。我們就一定要學會如何通過觀察耳的變化來判斷身體內在的疾病。比如耳朵總是嗡嗡作響，聽不清楚聲音，有時還會伴隨著腰痛和尿頻，這可能是腎功能逐步衰弱的信號。如果耳垂處可見到一條斜形的皺痕，這說明您可能患有冠心病了，這個皺痕常被稱為冠心病溝。肝硬化患者的耳廓肝區處多呈現隆起或結節。患有風濕性心臟病的人，常常會在耳朵的心區發現片狀、邊緣不清的白斑。如果是心律不整的患者，耳朵的心區往往會出現皺紋、圓圈等。所以，耳朵的變化關乎重大，我們必須時刻關注。

學會一些生活當中的養生小方法，可以輕鬆解決生活中的小煩惱。比如，耳垂相當於面部，用拇指和食指揉捏耳垂，對因為「上火」而導致的臉上長小疙瘩（痤瘡）有一定效果。而耳甲部位對應的是人的腹腔，按摩這個地方有助於消化，還具有強腎健脾的功效。耳廓的外周耳輪對應的是軀幹四肢，所以，多按壓耳輪可減輕頸肩腰腿痛等症狀。

現在很多年輕人特別熱衷於聽 mp3、K歌、「迪斯可」等娛樂，殊不知，這些行為已經在潛移默化當中傷害耳朵了。有些年輕的朋友可能對外界的噪音影響帶來的偶爾耳鳴、耳悶、耳聾的現象沒放在心上，但如果我們的耳朵長時間暴露於噪音環境當中，就會對聽力造成極大的影響，最終導致聽力下降，進而誘發多種耳疾。

既然傷害無處不在，我們就得學會如何養耳，想養好耳就必須要從根本入手。那麼這個根本顯而易見就是養腎了。平時應該盡可能多吃一些補腎的食物，比如說山藥，它就是食療養腎的首選。

山藥補腎在中醫養生裡是由來已久的，它自古以來就是中醫診療當中的「上品」之藥，最主要的功效就是能益腎填精。李時珍就說：「山藥益腎氣，健脾胃。」所以無論是陰虛火旺還是腎氣不固而遺精早泄的人都可以食用。下面介紹一道補腎健脾的山藥羊乳羹。

做這道羹的方法和原材料都很簡單，只需要五百毫升的新鮮羊乳或是牛乳、五十克左右的山藥再加上少許的蜂蜜。做的時候先將山藥在鍋中煮熟，然後再攪拌使它成為膏狀，再將羊乳煮沸，加入剛剛製好的山藥膏，之後調入蜂蜜攪勻就可以了。這道羹不需要頓頓食用，只要當佐餐，每天食用一次就可以了。持續服用這款粥，可以益氣養陰、補腎健脾。腎精足了，耳朵自然也就好了。

另外介紹一個止耳乾癢的小竅門。平日裡醫生常常告誡我們耳朵不能隨便掏，否則容易發炎，那耳朵發癢該怎麼辦呢？其實很簡單，就是滴橄欖油。每天向耳內滴一兩次，每次幾小滴，可以軟化耳垢，效果跟藥店裡治療耳垢的藥物一樣好。

【骨軟筋酥】

一直以來，「筋」、「骨」都是身體的代名詞，筋強骨壯則說明身體健康。可有些人偏偏會「骨軟筋酥」。問題出在哪裡呢？肝主筋，腎主骨，中醫講究觀其外而知其內，其實筋骨有問題往往說明是內在臟腑有問題，而強筋壯骨，也是從內在調理入手。

「骨軟筋酥」是形容全身乏力，肢體癱軟的樣子。《紅樓夢》第三十三回寫道：「賈環見了父親，唬得骨軟筋酥，忙低頭站住。」「軟」、「酥」兩字唯妙唯肖地描述了賈環的驚嚇心理。同樣和筋骨有關的成語還有「骨軟筋麻」，也有害怕的意思，《西遊記》第十一回寫道：「眾臣悚懼，骨軟筋麻。戰戰兢兢，癡癡啞啞。」

「筋」、「骨」歷來合稱，《黃帝內經》中女子「四七筋骨堅，身體盛壯」；丈夫

「三八筋骨勁強，四八筋隆盛，肌肉壯滿」，是筋骨二字最早的聯用，同時也說明了人體筋骨的生長規律。另外筋骨連用也引申指身體。《荀子·勸學》云：「蚓無爪牙之利，筋骨之強。」《孟子·告子下》說：「故天將降大任於斯人也，必先苦其心志，勞其筋骨。」《水滸傳》中描寫好漢時，也常說他們日夜「打熬筋骨」，可見「筋骨」就是身體的一個代名詞。那麼它為什麼能作為身體的代稱呢？我們表示佩服到極點常說「五體投地」，佛家中五體是指雙肘、雙膝和額頂，而中醫所講的「五體」指的是肢體的筋、脈、肉、皮、骨，它們共同組成人的軀體，維持人體形態，在臟腑外建起一道保護屏障。五體和五臟聯繫緊密，《黃帝內經·靈樞·五色》中講：「肝合筋，心合脈，肺合皮，脾合肉，腎合骨也。」其中肝主筋，腎主骨，我們知道肝腎同源，從位置上筋與骨又緊緊相附，所以常合稱來指代人的身體，同時也表明了它們對人體的重要性。

骨即骨骼，是構成人體的基架，具有支持人體、保護內臟、主司運動等功能。骨中有腔，內容骨髓。《黃帝內經》曰：「骨者，髓之府」，「髓者，骨之充也」，也就是說，髓藏於骨腔之中，骨依賴於骨髓的營養。骨髓由腎精所化生，因此古人稱「腎主骨」，腎的精氣盛衰直接影響骨骼的生長、營養和功能。腎充髓實，骨骼才能緻密健壯，強韌有度；若腎精不足，骨髓化生乏源，骨失所養，則會脆弱無力。比如有些小孩子出現發育遲緩，骨軟無力，或者囟門遲閉的情況就可能是腎精不足造成的；而成人如果出現腰膝酸軟、肢軟無力，或骨質脆弱，易於骨折的情況，也應該考慮是否是因為腎精虧損造成的。尤其對於老年人來說，骨脆易折、難以癒合、不耐久立更是常出現的問題，也就是我們常說的骨質疏鬆，這也與腎有關。因為人的腎氣會隨著年齡的增長逐漸虧耗，這是自然規律。一般來說，腎氣三十歲盛滿，而後漸虛，四五十歲時表現的就比較明顯了，所以《千金翼方》上說：「人年五十以上，陽氣日衰，損與日至。」對於這類骨病，要以補腎填精為主。

骨好理解，那筋是什麼呢？《黃帝內經》上說：「諸筋者，皆屬於節。」唐代王冰注解：「筋氣之堅結者，皆絡於骨節之間。」「節」和「骨節」指的是關節，也就是說，關節部所附著的有形的東西，就叫做「筋」，有時也稱「筋膜」。從字面來看，「筋」為會意字，《說文解字》解釋為「肉之力也，從力從肉從竹」，這「肉之力」說明的是筋的作用，《黃帝內經・素問・痿論》中講：「宗筋主束骨而利機關也。」意思是筋通過對骨骼的約束，附在骨上收縮與弛張，產生屈伸和旋轉運動。那為什麼從「竹」呢？因為竹子是一節一節的，樣子同關節相仿，而且竹子也有很多筋絡，不易折斷，這與筋的形象和功能都很相似。

筋在人體內是呈縱橫交錯狀分佈的，須得肝氣疏泄和肝血濡養方可維持正常的生理功能。《黃帝內經・素問・痿論》：「肝主身之筋膜」，「肝者……其充在筋」。清代沈金鰲進一步做了總結：「筋也者，所以束節絡骨，絆肉綳皮，為一身之關紐，利全身之運動者也。其主則屬於肝，故曰：肝者，筋合之。」肝主筋，主就是主持，換言之，肝是管理筋的，全身的筋膜有賴於肝血的滋養，肝之氣血充盛，筋膜得其所養，則筋力強健，運動靈活。肝之氣血虧虛，筋膜失養，則筋力不健，運動不利。因此通過筋膜的病變可以看出肝臟的問題。如筋痿，可見於肝陰不足；筋脈拘攣抽搐，可見於肝風內動。關節屈伸不利，行走僂曲其身，甚者依附他物，是為筋失其養所致。

中醫認為，膝為筋之府。什麼意思呢？膝是主管關節屈伸的，是人體最大且構造最複雜、損傷機會較多的關節，它是筋的集聚地，膝外側下的陽陵泉穴又有「筋會」之稱，所以膝部的問題往往與筋有關係。《黃帝內經・素問・脈要精微論》：「膝者筋之府，屈伸不能，行則僂俯，筋將憊矣。」另外還有「爪為筋之餘」之說。臟腑榮枯，氣血盛衰，皆可由於經筋的傳導引起指甲的變化，影響到指甲的榮枯。雖然指甲不能與「筋」完全等同，但因其在功能上與筋具有統一性，發生病變時可以考慮從筋論治。

那麼，什麼樣的筋骨算是健康的呢？《黃帝內經・素問・生氣通天論》說：「謹和五味，骨正筋柔。」骨正，就是骨要正而不曲；筋柔，就是筋要柔軟。這都是健康的表現。而我們說的「骨軟筋酥」就是不健康的表現。「軟」相信大家都有體會，「酥」呢，也是酸軟無力的意思。在生活中能夠造成筋骨損傷的原因有很多，比如中醫講五勞損傷中的「久立傷骨、久行傷筋」。當機體長時間保持一個固定姿勢或長時間做一個動作時，相關組織就會產生疲勞甚至造成損傷。比如我們站著或坐著的時間長了，就會感覺腿很軟，甚至無法走路；走路或者跑步時間久了，會覺得腰膝酸軟，甚至累得動彈不得。

《聖濟總錄》曰：「人之一身，血營氣衛，循環無窮。或筋、肉、骨、節誤致傷折，則氣血瘀滯疼痛。」雖然症狀稍有不同，但一般「骨軟筋酥」這個外在現象的原因都是經絡不通、氣血不暢，其症見於四肢五官，其病存於五臟六腑。我們說過腎主骨，肝主筋，腎精不足，骨失其充則骨弱；肝血不足，筋失其養則筋弱，若肝腎雙虧，自然更容易「骨軟筋酥」。中醫認為肝腎同源，所以保護筋骨，也要講究肝腎同補。同時筋骨的強健還依賴於其他臟器，如脾胃衰弱則氣血化生不足，筋骨失其所養則痿弱不用；心主神志，筋骨的協調運動要依賴於心神的主導作用。經絡對筋骨也很重要，它是聯繫筋骨與臟腑的媒介和氣血運行的通道，經絡不暢則筋失所養，或弛縱不收，或拘攣抽搐。所以保養筋骨要以保養臟腑氣血和維持經絡暢通為基礎。

五臟和五味是相對應的，所以說要想「骨正筋柔」要「謹和五味」，就要注意飲食起居。飲食方面必須有規律、有節制，五味必須調和，沒有偏嗜。可以適當多吃些牛肉、羊肉等肉類，或者如高麗菜等可壯筋骨、通經絡、利關節的蔬菜。在居住和生活環境方面也要注意選擇，重視保暖。如果久居潮濕或保暖不足，很容易受到風、寒、濕邪的侵襲，造成經絡困阻，氣血凝滯，使筋骨失於濡養，受到損傷。

除此之外，筋骨的養護還需要運動。筋骨的主要功能就是運動，運動可促進氣血流通，也能使筋骨得到鍛煉，一旦停止或減少運動，筋骨也就會因痿廢不用而變得脆弱。運動是有講究的，要根據自身情況，選擇適當的方法，循序漸進。如果運動量過大，方法與自身情況不符會超過筋骨的耐受能力，造成筋骨損傷。運動前應做一下準備活動來穩定心神，協調氣血。什麼運動比較好呢？傳統養生法如太極拳、五禽戲、易筋經等都是古人留下的寶貴遺產，是良好的筋骨保健方法，長期練習，能夠起到很好的強筋健骨作用。

【唇亡齒寒】

唇齒相依，同為我們人體的門戶，也是人體美的表現，「唇紅齒白」歷來就是「美」的評判標準之一。不僅如此，唇與齒對我們更大的意義在於它們是人體健康的外在表徵，對應著人體內部的臟腑功能盛衰，所以觀唇望齒，可知健康。

「唇亡齒寒」從字面上很好理解——嘴唇沒了，牙齒就會感到寒冷。這則成語出自「假途滅虢」的典故。春秋時，晉國向虞國借道攻打虢國，意在先吞掉虢國，再趁虞國不備而一舉兩得。虞國大夫宮之奇看清了晉侯的野心，他認為虢、虞地理相連，利害攸關，虢國滅亡，虞國必亡，於是力諫虞公：「虞國和虢國，就像嘴唇和牙齒，唇沒有了，牙齒就會受到寒冷侵襲。」然而虞君拒不聽勸。果然就在這年冬天，晉軍滅掉虢國後又輕而易舉地拿下虞國。現在人們經常用「唇亡齒寒」來形容兩方具有依存的關係，誰都離不開誰，比喻關係密切，利害相同。

從中醫的角度來講，唇與齒的關係也是極其密切的。《難經》稱唇為「飛門」，這裡的「飛」通「扉」，是門扉的意思，嘴巴能開能合，就像門扉一樣，故有此名。如果說唇為「扉」，那齒自然就是「戶」了，就像人體這個「家」裡的入口，五穀雜糧都要從這個「戶門」進入。唇齒相依，它們不僅同為人體的門戶，也同是健康的重要表徵。古人常用「唇紅齒白」形容人容貌俊美，反映的正是人體的健康美，這就是《丹溪心法》中所說的：「欲知其內者，當觀乎外。」

說起嘴唇，傳統美女總要有一張櫻桃小嘴，白居易曾寫詩讚美他的姬妾樊素：「櫻桃樊素口。」櫻桃外表紅潤光澤，嬌嫩欲滴，這樣的嘴唇最好看也最健康。

口唇的色澤，與人的氣血是否充盈息息相關，而氣血又和脾臟有著很大的關係。脾是人體對飲食進行消化、吸收並輸佈的主要臟器，被稱「後天之本」，是氣血生化之源。人出生之後，生命活動的繼續和精、氣、血、津液的化生、充實，均賴於脾胃的運化作用。所以口唇的色澤不但是全身氣血狀況的反映，實際上也是脾胃功能狀態的反映。自古中醫就認為唇為脾竅，乃脾胃之外候。《黃帝內經》說道：「脾者倉廩之本，營之居也，其華在唇」，「脾之合肉也，其榮唇也」。

脾之華在唇，是指口唇的外型、色澤可以反映脾臟功能的盛衰。脾氣健盛，氣血充足，則唇豐滿厚實、紅潤光澤；如果脾失健運，氣血衰少，則唇薄淡白，黯淡無華。所以要想有一張漂亮的「櫻桃口」，就要注重養護脾胃。不要饑飽失常，過饑則化源不足，正氣虛弱，過飽損傷脾胃，痰濕內生；不要飲食無時，飲食不規律和飲食結構不合理都會損傷脾胃；還要注意不要偏嗜，如過食寒涼就會耗損脾胃陽氣，同時還要注意飲食衛生。

另外我們說脾在志為思，所以思得過多和思得過少都會對它有影響。整天思慮過多，勞神過度會損傷心脾，而成天不動腦子，一點心思都沒有又會導致氣滯血瘀，脾胃呆滯。那怎麼來調「思」呢？中醫音樂養生法中有「五臟相音」的重要理論。《素問・金匱真言論》中將五聲依次比作人體的心、肝、脾、肺、腎等五臟，並與五行相對應，屬本臟之音均可用於治療本臟病。而宮為脾之音，調式色彩明亮、淳厚莊重、悠揚沉靜，有如「土」般寬厚結實，可入脾。那些多思多慮、多愁善感的人，平時應多聽宮調式樂曲，如《月兒高》、《春江花月夜》、《月光奏鳴曲》等。尤其是《十面埋伏》這首曲子，它運用了比較頻促的徵音和宮音，能夠很好地刺激脾胃，促進食物的消化和吸收。

「齒」字最早只有下面那部分，象形，就像嘴裡長的上下兩排牙齒。現在我們說齒和牙是一個意思，古代可不一樣，《外科大成》稱：「當門為齒，上屬督脈，下屬任脈。兩傍為牙，上屬足陽明胃經，下屬手陽明大腸經。」也就是說，古代的「齒」是門牙，而「牙」則是現在的「臼齒」，就拿「唇亡齒寒」這個成語來說，嘴唇沒了，露出的自然是門牙，在北方寒冷地區生活的人都有張開嘴來門牙發寒的經歷；還有「笑不露齒」說的也是門牙，很少有人會笑到把裡面的大牙也露出來；再比如成語「沒齒難忘」為什麼不說「沒牙難忘」呢？原來就是老了的時候，一般情況下都是先掉牙再掉齒的，你看有很多老年人都只剩幾顆門牙，所以才用「沒齒」來指代「終身」。

說到「老掉牙」，那麼為什麼人老了，牙齒會掉呢？有人以為這是自然現象，其實並非如此。

齒自古就是腎的外在表現，古人認為：「齒者，腎之標，骨之餘也。」《黃帝內經》指出，人腎氣盛則「齒更」，「真牙生而長極」；腎氣衰則「齒槁」，「齒髮去」。《仁齋直指方》也說：「齒骨，骨之所終，髓之所養，腎實主之。故腎衰則齒豁，精盛則齒堅。」說明腎中精氣的盛衰直接影響著牙齒的生長、枯槁和脫落。

腎為「先天之本」，具有藏精、主水，納氣，以及主骨、生髓、養腦的生理功能。腎精可以生髓，而髓能養骨，所以腎精充盛則骨髓生化有源，骨髓充足則骨骼得養，牙齒也就堅固不易脫落，而不健康的牙齒往往預示著相應的問題。清代汪宏在《望診遵經》中講到：「然齒者，總謂口中之骨……滋潤者，津液猶充；乾燥者，津液已耗。形色枯槁者，精氣將竭；形色明亮者，精氣未衰。」虞摶在《醫學正傳》說：「大抵齒齦露而動搖者，腎元虛也，治宜滋陰補腎為要。」中醫認為，飲食不當、壓力過大、勞倦過度、久病失養、性壓抑或房勞過度均可導致腎精虧損。假如腎精不足、骨髓空虛、骨骼失養，小兒可表現為發育遲緩，生牙過晚；成人會出現骨質鬆散痿軟，牙齒鬆動、易落的情況；尤其是一到老年臟腑功能減弱，氣血不足、腎精虧虛是人體生、長、壯、老的客觀規律，所以髓減骨枯，容易掉牙。

《詩經・衛風・碩人》用「齒如瓠犀」來形容美女的牙齒潔白齊整。這樣的牙齒不僅好看，也是腎氣旺盛、津液充足的表現。想要有這樣一副美齒，就要注重平時調養，從補腎入手進行治療和預防，若腎精充足，就是到了七八十歲，牙齒照樣可以很好，若腎精虧損而放任無視，則四五十歲時，還不到「老」就會掉牙了。

古代有「晨昏叩齒」之說。叩齒又叫「叩天鐘」，簡單來說就是上下齒相叩，起源於道家修煉之法，為古代盛行的一種養生術，漢代醫書《養生方》就記載「朝夕啄齒不齲」，「雞鳴時叩齒三十下，令人齒堅」。唐代韋渠牟在《步虛詞》中寫道：「扣齒端金簡，焚香檢玉經。」宋代梅堯臣《題劉道士奉真亭》詩：「降真沈水生爐煙，扣齒曉漱華池泉。」可見歷來人們對這種保健方法的青睞。

怎麼做呢？你可以在早晨起床後，簡單地上下牙齒相叩數百下，也可以試試下面的功法：先用舌頭在口腔中攪動，鼓漱生津後分幾次慢慢嚥下。接著將肛門收緊同時吸氣，並連帶著陰部肌肉一起收縮，然後吐氣，放鬆並舒張肛門及陰部肌肉，如此反復四十餘次後叩齒數百遍，最後咬緊牙關十分鐘左右。當然，時間、次數可因人而異，量力而行，但必須持之以恆，才能達到健腎固齒的效果。

除此之外，還要在生活中注意牙齒的養護，古人對此也很重視，《金丹全書》指出：「今人漱齒，每以早晨，是倒置也。凡一日飲食三，毒積於齒縫，當於餐後、夜晚刷洗，則垢汙盡去，齒自不壞。」這個經驗是現在也適用的。也就是說如果你只在早上刷牙，那得改改了，改在晚上刷，這樣可以將牙齒一天積存的垃圾都排出去，當然，早晚兩次刷牙那是最好的了。

【殫精竭慮】

不可否認，「殫精竭慮」是一個褒義詞，一個心思專注、耗費精力的人，是一個處事態度認真，甚至有「鞠躬盡瘁死而後已」精神的人。但要從養生的角度來說，「精」不可殫，「慮」不可竭，這可是在對我們的健康負責。

在我國古代的文人中，歷來不乏憂國憂民、心繫天下之士，最為人所熟知的有「位卑未敢忘憂國」的陸游、疾呼「安得廣廈千萬間，大庇天下寒士俱歡顏」的杜甫，而偉大的現實主義詩人白居易，不僅詩文蓋世，同樣有著一顆憂國憂民之心，這在他的名作《賣炭翁》中就有著深刻的體現。蘇轍就曾說：「蓋唐世士大夫，達者如樂天（白居易字樂天）寡矣。」「士大夫」指舊時的官吏和有聲望地位的讀書人，為古代官僚階層。白居易一生多年為官，在他和元稹參加殿試前，自己準備了一份考前模擬準備——時事論文七十五篇，後來編成一本《策林》。在這本時事論文集裡，有這樣一句：「殫思極慮，以盡微臣獻言之道乎！」這便是「殫精竭慮」這則成語的來源。

「殫精竭慮」無疑是形容耗盡精力、費盡心思，體現出來的是一種操勞費心的狀態。「殫精竭慮」是個聯合式的成語，「殫精」和「竭慮」是並列關係，這僅是從字面上來看。而從中醫的角度講，「精」與「慮」卻有著十分微妙的聯繫。

「精」在《說文解字》裡的解釋為「擇也；從米，青聲」，就是從粗米中擇選出好的米來，所以它最基本的字義應該是優質上等的米。擇其精細而食之，所以孔子說「食不厭精」。字義引申，就是物之「精華」者，沒有雜質的精華部分；再引申，即為萬物的靈氣和人的精氣與精神。生活中，凡是帶「精」的都是很寶貴而富有能量和實力的東西，比如「精粹」、「精華」、「精油」、「味精」等。人體的精氣也是如此，所以我們人體的精氣是藏於腎中，不可輕易動之的。

「慮」是什麼呢？「慮」的基本字義是思考，但它還不同於「思」。「思」古體寫作「恖」，是「從心囟聲」。「囟」是指嬰兒頭頂骨未合縫的地方，在頭頂的前正中央，也叫「頂門」或「囟腦門兒」。《說文解字》裡還講到：「囟頂門骨空，自囟至心，如絲相貫不絕。容也」，「凡思之屬皆從思，睿也」。是說好比腦與心有一個通道相連接，這個通道也是由思獲求智慧的一個管道。《尚書・洪范》裡也說「思曰睿」，所以說「思」可算作是獲得智慧的一個根本。而這裡「囟」就代表大腦。道家認為，腦為先天「元神之府」，心為後天「識神之府」，所以「思」就幾乎涵蓋了人所有的心理活動，但它的層次依舊次於「慮」。

「慮」為思慮，除了有思考之意，它還有擔憂的意思，《說文解字》裡釋義為：「謀思也。從思虍聲。」「虍」指的是虎皮上的斑紋，那麼下面加個「思」，說明心裡生的紋路像虎皮斑紋那樣清晰。所以才叫「謀思」，所謂思有所圖為慮，思之謀為慮，就是說你思考到什麼之後，獲得怎樣的反應，打算採取怎樣措施。比如想到老虎你會害怕，那麼就要躲避它，不受其害就是所要達到的目的，即謀之所得。

可以看出思和慮是一個思維層次的遞進關係，在它們之下還有一個「想」，想是由看到的外物形成印象（相），然後大腦（心）才有記憶，是比較簡單的思維活動。思和慮都是高層次的「想」，所以兩者常連在一起用。

那麼思慮來源和依賴於什麼呢？就是前面所說的「精」。為什麼這樣講呢？因為優質上等的米也好，人的精氣也好，這都是「精」，都是人賴以生存和不可缺少的。

吃了糧食，我們的生命有了最基本的保障，吃下的這些在體內轉化為精微物質後，又以精氣的形式存於腎，生髓化血，濡養臟腑，維持人體的生命活動。有了這個大前提，然後我們才能成長和思考。還拿憂國這個大的「慮」來講，墨子對憂慮的主體也是有要求的，他認為：「非士無與慮國。」作為「士」，肯定要具備一定的智慧（精足人才聰明）和關注天下的情懷，這樣才能有條件憂慮天下之事。

那麼思慮多了好不好呢？諸葛亮的一生都在為興復漢室殫精竭慮，據歷史文字記載，他常因戰事不思飲食。事實上，即便不「殫精」，僅是「竭慮」就足以影響我們的健康。脾主思，思傷脾，思慮過度就會影響脾胃消化吸收的功能，像有些人，正是因為想得過多或想不開而吃不下飯。

可見，「精」是「慮」的前提，沒有食物支撐身體，沒有精化髓榮於腦，人也就沒辦法思考，但思慮太過的話，又會對精產生抑製作用和不利影響。最直接的就是影響「米」的攝入，這是最具體的。其次腎和脾還有一個後天養先天的關係，即腎精必須得到脾運化的水穀精微之氣的不斷滋生化育，才能充盛不衰，一旦脾出現問題，腎就會受到牽連，像一些有腎病的人，往往是「其本在腎，其制在脾」。

大家平時是不是會有思慮過度，不能集中精力的時候，甚至因為苦思冥想一個問題而導致失眠？此謂古人講的「盡思慮，傷精神」。思慮過度有損一個人的精神面貌，古人認為，人事憂勞對人的傷害是可以勝過秋氣對草木的摧殘的。「慮」能傷「精」，「後天之本」要是養不好，我們拿什麼去補養腎臟這個「先天之本」呢？因此，在情志上不能總是憂思不解，而是要事事放寬心才好，情志調養是養生很重要的一部分。對於腦力勞動者，一定要注意多休息，避免過度用腦。此外，還要注意「精」的養護，關於養精強腎這一點我們已經講了不少。

【耳聰目明】

一個人要頭腦清楚機靈，「耳聰目明」是個大前提。肝開竅於目，腎開竅於耳，養好肝腎又是必需。如果生活中能對它們多一些養護和保健，老來也就能做到「耳不聾，眼不花」，擁有一個精神抖擻之態了。

當我們發現一個人記憶力及領悟能力很高時，就會說他很聰明。「聰明」二字通常是連在一起說的，其實要把它們分開來講，「聰」與「明」都是有特指的。「聰」指聽覺或用來形容聽覺靈敏，《說文解字》對它的解釋是「察也」。我們看它的構成，左邊一個耳，耳是用來聽的，聽見才能「察」，所以它用來指聽覺。比如某人聾了、聽不見了，我們就會說他「失聰」。「明」就是指視力或形容視覺明朗了，《說文解字》的解釋是「照也」。它的左邊為「日」，右邊為「月」，日月照耀，天地才一片清朗。五官中能感覺到光線的只有一個，那就是「目」了，所以「明」在這裡指視覺。眼睛看不見的人，含蘊的說法就是「失明」。正所謂「目徹為明，耳徹為聰」，「徹」為暢通、沒有阻礙之意。《尚書・洪范》裡提到的「貌曰恭，言曰從，視曰明，聽曰聰，思曰睿」，即從「貌、言、視、聽、思」五個方面規定了人的儀態要莊嚴，講話有辭章，觀察要明審，聽言要明白，思考要周密。因此「聰明」二字除了我們平時所指的智商高以外，還有形容聽覺和視力靈敏之意。早在《周易・鼎》中，即有「耳目聰明」的說法，現在通常作「耳聰目明」，也可以引申為頭腦很清楚。

說到「聰明」，許多人往往會認為這是天生的。其實不盡然。從中醫的角度上來說，一個人是否「聰明」，與腎跟肝的關係最為密切。

首先來說耳朵。相信大家對「腎虛耳鳴」這一症狀不陌生，即便自己沒有遇到過，也會常聽旁人說起。那麼耳朵與腎有怎樣的關係呢？

《黃帝內經・靈樞・脈度》在談到人體七竅與臟腑的關係，以及對七竅發病的治療原則之時，已明確指出了五臟不和則七竅不通、七竅之病甚關五臟。其中講到腎時，就有「腎氣通於耳，腎和則耳能聞五音矣」之語，道出了耳為腎之官、腎開竅於耳的原理。我們知道腎是先天之本，腎藏精，主骨，生髓。這個髓除了指用來充養骨骼的骨髓，又包括脊髓和腦髓，它們均由腎臟精氣所化生。脊髓負責傳達大腦命令和把全身組織器官的資訊報告給大腦，比如坐累了要起身站起來，這就需要脊髓的傳達執行。而從另一個層面上講，人的腦是由脊髓匯聚而成的，即脊髓上通於腦，髓聚而成腦，如《醫林改錯》：「精汁之清者，化而為髓，由脊骨上行入腦，名曰腦髓。」所以才有「腦為髓海」的說法。而耳朵作為腎之竅，需要腦髓的不斷濡養，《黃帝內經・靈樞・海論》裡說：「髓海不足，則腦轉耳鳴。」即腎精虧損，耳得不到髓的濡養，腎氣不通於上，就會出現耳聾、耳鳴等不聰現象。可見腎中精氣的盈虧，與聽覺的靈敏度是有很大關係的，精氣充盈，髓海得養，耳朵才好使，分辨力才高。如果腎臟虛衰，髓海失養，人的聽力就會減退，出現耳鳴甚至耳聾。老年人聽力多會減退，正是腎中精氣衰退所致。同時房事不節、縱欲過度的人常出現耳鳴，也是因精氣過度耗損，運轉不榮，不能上通清竅導致的。

再來說眼睛，視力的強弱受什麼影響呢？肝，因為「肝開竅於目」。肝之經脈上連於目系，眼能視物，依賴於肝氣的疏泄和肝血的潤養。《黃帝內經・靈樞・脈度》上說：「肝氣通於目，肝和則目能辨五色矣。」要保證視力完好，肝氣就要平和正常，不可不足，又不能太過。如果肝氣不和就會出現目赤腫痛，嚴重的可導致白內障等各種眼病，比如人在暴怒時眼睛會發紅、佈滿血絲，就是這個原因。此外，肝血還得充足，《黃帝內經・素問，五臟生成》裡云：「肝受血而能視。」肝主藏血，只有肝血充沛，雙目才能得以潤養，眼睛明亮；肝之陰血不足，眼睛就會乾澀。有句話叫做「久視傷血」，指的就是傷肝血。現在的上班族每天都目不轉睛對著電腦，眼睛會時常發乾、發癢，出現視物模糊，原因就在此。因此要得以「目明」，既要保持情志的舒暢，養好肝氣，還需肝血的充足，注意多吃一些養肝血的食物，如枸杞、當歸、動物肝臟等。

中醫上還有「肝腎同源」的說法，原因在於肝藏血，腎藏精，而精血是可以互根互化的。如果從五行的角度來說，就是肝屬木，腎屬水，水可以生木。從這一點來講，耳聰與目明又是相互關聯密不可分的。同樣，養好肝腎，便可耳聰目明。

藥王孫思邈有一套著名的養生十三法，也叫做耳聰目明法。十三組方法裡面就包括對耳與目的保健法則——「耳常鼓」和「目常運」，我們不妨借鑒一下。

耳常鼓：一種簡單的做法是用手掌掩住雙耳，用力往裡按壓，然後放手，會有呼的一聲，這樣重複做十次。目常運：閉上雙眼，之後用力睜開，眼球沿著順時針方向轉圈；再閤眼，用力睜開眼，眼球沿著逆時針方向轉圈。重複三遍。還有一種方法是搓手，雙手互搓三十六下，將發熱的手心貼於眼部，這樣可以強化視力，糾正近視。一般我們看電腦時間長了以後，可以停下來活動一下眼球，即運目。可以順時針和逆時針交替進行，一開始可能會感覺眼睛疲勞，轉幾次就累了，這時需要閉目養神，讓眼周肌肉休息一下，然後再讓眼睛開始工作。

人到七八十歲以後，耳不聾、眼不花，精神抖擻，是一件難得又幸福的事。只要我們保護好了腎中元氣，保持一個達觀的心境，「耳聰目明」並不難做到。

【志存高遠】

「夫志當存高遠」，從小到大，每個人在每個成長階段，都需要樹立各種各樣的志向；從大處講，是一生的奮鬥目標，說小了，可以是近期的一個願望。「志」雖發自內心，它由什麼決定呢？如何才能胸懷大志呢？這與腎之精氣不無關聯。

三國時諸葛亮寫給兒子諸葛瞻的《誡子書》為人們所熟知，也成為後世歷代學子們修身立志的名篇。不過這篇《誡子書》更多注重的是「修身」二字，如「夫君子之行，靜以修身，儉以養德。非淡泊無以明志，非寧靜無以致遠」，常作為君子修身養性的標準。而諸葛亮的另一篇《誡外甥書》，就更注重立志了，文中開篇即是「夫志當存高遠」一句，給人一種淩雲壯志的魄力，同時這也是「志存高遠」一詞的出處。

「志存高遠」很好理解，就是說我們要懷有遠大的理想和抱負，追求理想和事業上的卓越不凡。這裡所謂的「志」，最明瞭淺顯的解釋，就是通常所說的「志向」、「志願」。那麼「志」究竟從哪裡來呢？這便是我們接下來要討論的。

「五臟」在中醫古籍裡是寫作「五藏」的，「藏」就是藏在裡面的東西，即人體五臟所代表的不僅僅是它們本身。為什麼這樣說？因為中醫是以「藏象」為理論基礎的，「藏象」即指人體的穴位和經脈，和西醫的解剖學基礎不同的是，這些穴位和經脈是看不到的，但它們又客觀存在，有精、氣運行其中。因此中醫在涉及五臟的問題時，一般都包括形、氣、神這三個層面。「形」可當做實體來講，「氣」是臟腑的氣機，那麼「神」呢？中醫裡有五神，「神」為最常見的五種精神活動，「志」便是腎所藏的神。五神對應五臟為：肝藏魂、心藏神、脾藏意、肺藏魄、腎藏志。這裡我們說的就是腎藏志。

如何理解腎藏志？我們都知道腎藏精，腎中精氣維持著人生命力的旺盛。同時腎主骨生髓通於腦，腎內精氣充盛腦髓才充盈，這樣的人才聰慧靈活、記憶力強。相反，你看那些腎虛的人，是不是失眠健忘、精神不振的樣子？因此一個人體魄強健、頭腦靈活才能有發出雄心壯志的基礎，這一切來源於腎氣充足。為什麼古時候都說人窮志短呢？試想一個瘦骨嶙峋，吃不飽穿不暖的人，沒有精氣神，無精打采，哪裡來的遠大志向呢？可見一個人腎精充足，精神力充沛，志方能遠而堅。

中醫有「恐傷腎」的說法。《黃帝內經‧素問‧陰陽應象大論》講到：「人有五臟化五氣，以生喜怒悲憂恐。」《類經》裡則說：「腎在志為恐，腎氣怯，故『惕惕如人將捕之』。」「惕惕」是形容惶恐不安心緒不寧，這裡說腎氣不足的人容易膽怯恐慌，就像有人要抓他一樣。反過來，過恐又傷腎，恐懼過度則耗傷腎的精氣，如《黃帝內經‧靈樞‧本神》說：「恐懼不解則傷精，精傷而骨酸痿軟，精時自下。」精氣耗損，就會出現大小便失禁、遺精、滑泄及滑胎早產等現象。平時說的把小孩子嚇得尿褲子就是這個意思。那麼「恐傷腎」與一個人的志向有什麼關係呢？因為「恐傷腎」不只是說過度恐懼會對腎造成損傷，同時腎氣虛、腎功能弱的人，也多是膽怯、懼怕的人，試想一個膽小怕事、做事畏頭畏尾之人，如何能有遠大志向和抱負呢？所謂腎氣不足則恐，腎氣足則有志。因此，當孩子犯了錯或是考試不理想，家長不能去過多恐嚇批評他，而要給予悉心教導和鼓勵，否則還怎麼指望小孩子去樹立進步的信心呢？同樣，身患重病的人也一定不能對疾病有過多的恐懼，而是要有一個樂觀的心態去坦然面對，這樣才有利於病情康復。相反，如果只是一味恐懼，夜不能寐，損耗的還是自身的腎氣，如果體內的正氣不足了，還拿什麼來抵禦疾病恢復健康呢？

既然志向與腎精的充足與否有關，那麼好好保養腎精，不過度損耗就很重要，這樣志向才能高遠，人才有精力做大事。怎麼養呢？《黃帝內經・素問・六節藏象論》裡說：「腎者主蟄，封藏之本，精之處也……通於冬氣。」「蟄」本是自然界獸類、昆蟲的冬眠現象，這裡正是形容腎具有潛藏、封藏和閉藏的生理特性。腎在四季中對應冬季，主閉藏，我們說的「腎藏精」就是指腎貯存和封藏人體精氣。腎精就相當於我們人體的燃料，只有通過它們才能點燃生命的活力，所以不能一下子消耗掉，你得節約著用，得「藏」著點。

許多人只知養，不知防。這就相當於你往一個破了洞的水缸裡注水，就算注得再多，水還是積存不住，所以，我們關鍵是把「洞」給堵住。「洞」有哪些呢？《黃帝內經・素問・上古天真論》裡有「以酒為漿，以妄為常，醉以入房，以欲竭其精，以耗散其真……故半百而衰也」的說法。「以酒為漿」即是把喝酒當成喝湯那樣；「妄」就是肆意而為，任性、胡來；「房」即指男女房事，很多人都陶醉於像性生活這樣使身心得到瞬間釋放愉悅的行為中，事實上性生活過度會對身體造成很大傷害，特別是有損於精氣的來源——腎臟。後面兩句則是說，人有了各種各樣的貪欲之後，就會慢慢地耗散自己的「精氣」和「真氣」，致使「半百而衰」。「衰」既包括意志的消沉，更包括失去「真氣」身體的虛衰。

可見，要想做到體健志堅，就不能縱情貪享於酒色，只這兩點對腎精的傷害就非常大。此外更不能利慾薰心，讓一個「欲」字將自己的心智填滿，由此便會失去作為人自然、健康和向上的特質。

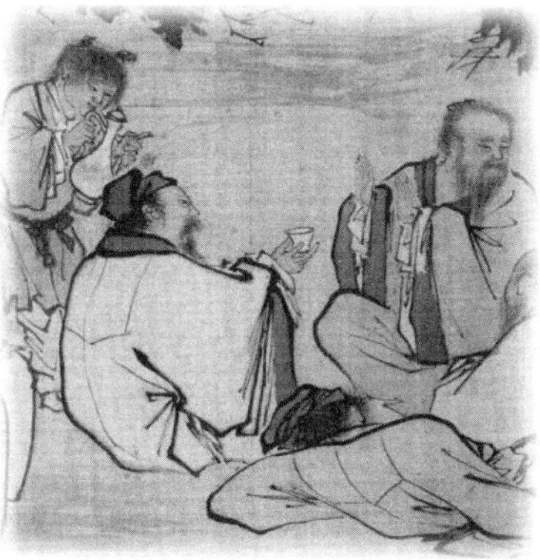

【不寒而慄】

「不寒而慄」是內心在強大的恐懼之下的外在體現。而一個人的恐懼感和什麼有關呢？腎中精氣。如果能保證一身精氣十足，那麼在面臨重大事情甚至危險時，就能有一個鎮定自若的心態了。

一個人在感到十分恐懼和害怕的情況下，通常會嚇得渾身發抖，我們管這叫「不寒而慄」。什麼是「慄」呢？「慄」就是畏懼、打顫的意思。我們看右半部的「栗」上面是個「西」，代表西風，風從西往東吹；下面是個「木」，代表樹木。都知道秋天刮的是「西風」，「西風」會吹掉樹葉的，起碼會令樹葉顫抖，人在這時候也會冷不防打顫，要不怎麼說是「瑟瑟秋風」呢？這就是「慄」，因寒冷而發抖。那害怕也會發抖怎麼講呢？「慄」字的左邊是一個豎心旁，代表人的心，所以不只是冷會發抖，心中恐懼人也會打顫。如莊子所說的「登高不慄」，就是說如果達到了「真人」的境界，就不會把生死當回事，即使站在高處也不會因心生恐懼而發抖。

關於「不寒而慄」，《史記・酷吏列傳》裡還有這樣一則記載：「是日皆報殺四百餘人，其後郡中不寒而慄，滑民佐吏為治。」原來，漢武帝時有一人名為義縱，他姐姐義姁因治好了馮太后的病，使義縱也得以重用。義縱從一縣令做起，卻不畏權勢，執法從不講情面，平亂了多地治安，後升至定襄太守。然而，他為整頓定襄的治安風氣，一下子處決了那裡四百多人，包括二百多個重罪犯和二百多個私自來監獄探望這些犯人的家屬，認為他們想要為犯人開脫罪行，所以一併處死。結果那天天氣雖並不冷，卻使當地老百姓聽到這個消息後都嚇得發抖。事實上，義縱為治那些「滑民佐吏」雖執法嚴峻，但卻存在嚴重的肆意殘殺問題，因此《史記》中把義縱歸入酷吏一類，連同他讓老百姓們「不寒而慄」的行為一併載入史冊。

那麼人在恐懼的時候為什麼會發抖呢？大家回想，當自己因害怕而渾身發抖時，是不是感覺四肢發軟沒了力氣？這是因為腎主骨，腎中精氣生髓充養骨骼。恐傷腎，腎精不足，骨骼得不到充養，全身骨骼必會失去支持，如《黃帝內經・靈樞・本神》所說：「恐懼不解則傷精，精傷而骨酸痿軟，精時自下。」平時我們所說的「嚇得腿都發軟」就是這個意思。

除此之外，肢體的發軟無力以及這個「抖」，與肝主筋又不無關係。《黃帝內經》裡說「肝生筋」，那麼「筋」能夠張弛有度，就是肝功能的代表。那「筋」得養依賴的是什麼呢？肝血。《黃帝內經・靈樞・九針》的「肝主筋」和《黃帝內經・素問・痿論》裡的「肝主身之筋膜」，都指出筋膜有賴於肝血的滋養。肝氣血充盈時才能養筋，筋和肌肉能正常收縮張弛，肢體和關節屈伸運動才靈活。如果肝之陰血不足，就會出現手足震顫、屈伸不利、肢體麻木，比如我們都熟悉的抽筋，就是因為肝血不足，筋失所養，血虛風動導致的。這時候只要利用治療肝陰虛的特效穴位——承山穴，就能快速緩解抽筋等肌肉痙攣症狀。承山穴是用於腿痛抽筋的有效大穴，它在足太陽膀胱經上。膀胱經主人體一身的陽氣，刺激這個穴位，可以通過激發陽氣來促進肝血的生化。發生抽筋時，將拇指指尖放在同側承山穴上，適當用力掐壓半分至一分鐘，在刺激當中，痙攣可逐漸消失。承山穴位於小腿後面正中，委中與昆侖穴之間，當伸直小腿或足跟上提時，腓腸肌肌腹下出現的尖角凹陷處。

那麼肝主筋和恐懼有什麼關係呢？中醫上有肝腎同源，精血互化的說法，腎精不足了肝血必然虧虛，肝血不足自會筋軟無力。從五行角度來講，腎為水臟，腎水生肝

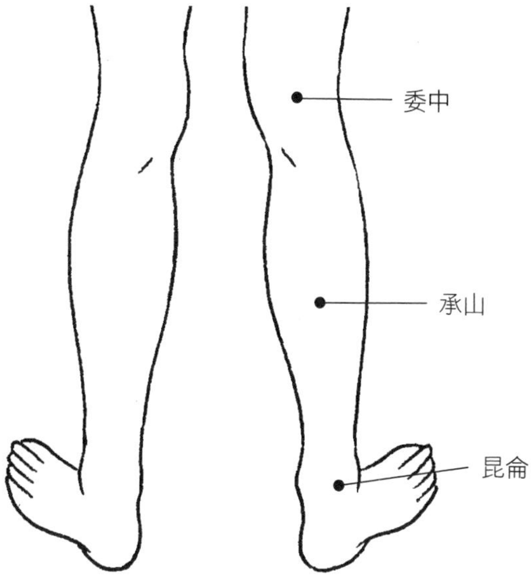

圖十四　承山穴

木，腎與肝是母子關係。如果腎因恐所傷，母病及子，肝能不出問題嗎？在恐懼的刺激下，整個人也就「不寒而慄」了。

該怎麼來戰勝恐懼不安和害怕心理呢？天生腎氣弱的人，一定要好好地補一補精氣，這是根本。一方面要注意多運動，一個血氣方剛、天不怕地不怕的人，是要有身強體壯這個前提的。就說武松打虎吧，試想如果他自己都不夠強健有力，他會有打虎的把握和勇氣嗎？運動鍛煉的是人的肌肉，而肌肉是脾來管的，脾為後天，腎為先天，我們進行體育鍛煉，就是通過後天來補先天。

此外，中醫的導引功對補腎強精也有很好的效果。《黃帝內經・素問・脈要精微論》裡說：「腰者，腎之府，轉搖不能，腎將憊矣。」「憊」是疲乏的意思，人的兩腎在腰部，如果腰部活動不靈，提示腎臟的功能多數出現問題了，所以要養精強腎，自然少不了在腰上下工夫。

《老老恆言》的導引術裡有一種練腰法，平時晚上沒事在家就可以練習。方法是：盤腿打坐，伸展腰部，將雙手隨意放置膝上，向前塌腰，再向後仰，然後再向左右兩側彎曲。在這個過程中，全身都要使力，可反復多次。如果把腰部比作一棟小房子，腎就住在裡面，只有把房子蓋得像堡壘一樣結實，腎才不會受到損傷。這個方法

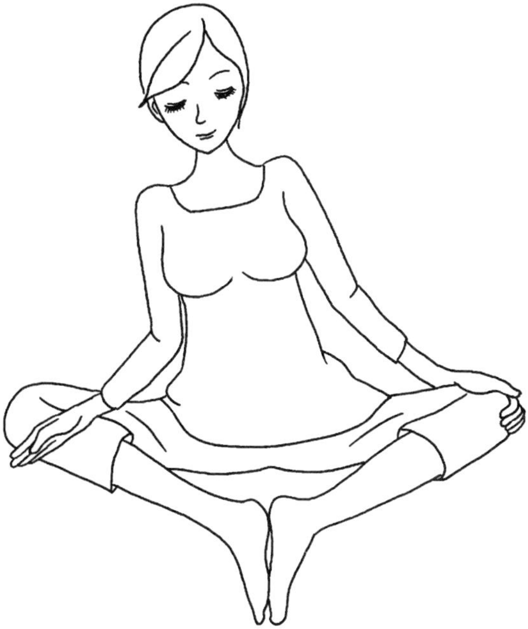

圖十五　練腰法

健腰強腎，活動幅度較小，也可作老年人健身之用，但要提醒大家的是，對於年老體虛、氣血衰弱的老年人，不要盤坐的太緊，可隨意舒緩地屈腿而坐，以免長時間雙盤腿，造成上下氣血的不暢。

既然恐懼是一種心理反應，同樣可以用中醫裡的情志生剋法來解決，即思勝恐。思為脾土之志，能勝腎水之恐，用思考來戰勝恐懼。簡單說比如一個人身患重病，肯定會害怕病魔會隨時奪走自己的生命，日夜惶恐不安。那麼一味害怕有用嗎？要思考怎麼做能最有利於身體的恢復才是硬道理，如古人所言「深思遠慮，則見事源，故勝恐也。」

【脫胎換骨】

說起道家高人，出現在我們腦中的形象都是鶴髮童顏，步履輕盈，目光炯炯，有一身「仙風道骨」，這就是道家所說的經過艱苦修行「脫胎換骨」的結果，讓平常人覺得可望不可及。其實醫、道同源，真正的修行在於「練腎」。

我們現在說一個人氣象一新，和從前相比變得大不一樣了，常用到「脫胎換骨」這個成語。詞典釋義為通過教育，思想得到了徹底改造。

其實「脫胎換骨」這個成語源於道教，指的是修道者得道後轉凡胎為聖胎，換凡骨為仙骨。怎麼轉換呢？馬致遠在《任風子》第二折中寫道：「雖然是平日凡胎，一旦修真，無甚功夫，撇下這砧刀什物，情取那經卷藥葫蘆。」《西遊記》第二十七回寫道：「那長老自服了草還丹，真是脫胎換骨，神爽體健。」小說有虛構成分，不足為信，但使自己步履輕盈，目光炯炯，鶴髮童顏，有一身「仙風道骨」，還是有法可行的，什麼方法呢？練腎。

腎健康了，整個人就能面貌一新？其實這一點不誇張，中醫所說的腎含義較廣，與解剖學上的腎臟有一定關係，但更多是指一個開放的，包括諸多功能的系統。如「腎藏精」，腎精是生命活動的物質基礎，腎中所藏的精，既包括先天之精，又包括後天的五臟六腑之精，兩者在腎中結合化為精氣，其中對人體起溫煦、激發、興奮、蒸化、封藏和制約陰寒等作用者為腎陽，對人體起滋潤、寧靜、成形和抑制過度陽熱等作用者為腎陰，二者共同調節控制著人體的臟腑功能活動和精血津液的代謝過程。「腎主骨」，中醫認為腎主骨生髓，骨的生長、發育、強健、衰弱都與腎精的盛衰有密切關係，腎精充足則「齒更髮長」，骨髓生化有源，骨骼得以滋養而強健有力；反之，腎精虧損則骨髓生長乏源，骨骼失養，則會產生「骨枯」，「骨極」，「骨痿」。比如現在中老年人常見的骨質疏鬆，就是腎精虧虛無法養骨所致。腎生髓，髓聚而為腦，所以中醫上管腦又叫做「髓海」，腎精充足，腦部就會得到充分的給養，那麼人的整個風貌就大不一樣了；「腎主先天」，說明腎決定人的先天體質；腎主生殖，腎中精氣具有促進生殖器官發育成熟，維持生殖機能的功能；「腎開竅於二陰」，指大小便與腎的關係；「腎開竅於耳」，是講聽覺與腎有關；「腎，其華在髮」指腎與頭髮相關；「腎藏志」，講的是腎與記憶力有關；「腎在志為恐」，是講腎與精神活動有關。可見中醫中「腎」的概念既包括實質臟器的腎，也涵蓋了如心、肺、肝、脾、膀胱、生殖器官如睪丸、卵巢等其他組織器官的功能。如果把人體比喻為一個城市，那麼腎就是人體的「發電站」，只有發電站運行正常，電力充足，這個城市的政府、工廠、學校等部門才能正常運行。所以我們要注意腎的保養，腎中所藏的精氣充足了，骨骼得以充養，大腦思維清楚，牙齒也好了，頭髮也好了，聽力、記憶力、性功能等都好了，那還不是「脫胎換骨」的徹底改造嗎？

我們說過，腎精分為先天之精和後天之精，每個人從父母那裡稟受的先天原動力是不同的。先天的稟賦無法改變，而後天之精則要靠我們自己來保養。

古人十分講究節慾保精。藥王孫思邈談到這個問題時說：「人年二十，四日一泄；三十者，八日一泄；四十者，十六日一泄；五十者，二十日一泄；六十者，閉精勿泄；若體力猶壯者，一月一泄。」另外古人隨著四季變化來調節性生活，有「春一夏三秋二冬藏」之說，意思是春天每月一次，夏天每月三次，秋天每月兩次，冬天要藏精。

除了注意房事之外，還要注意自己的精神狀態。中醫講腎在志為恐，恐傷腎，《素問・舉痛論》說：「恐則精卻。」《靈樞・本神》說：「恐懼而不解則傷精，精傷則骨酸痿厥，精時自下。」恐懼過度，氣趨於下，同時血也下行，所以會面色蒼白、頭昏，甚至昏厥。恐又會使腎氣下陷不固，出現二便失禁，或男子遺精、孕婦流產等情況。生活中，小孩子受到過度驚嚇時會尿褲子，就是因為恐懼過度，腎氣渙散，腎的固攝功能就差了，無法控制大小便。恐是指恐懼過度，多為已知之事，想要不驚不恐，就要保持心性純正、恬靜，做事要「順天之時，隨地之性，因人之心」，這樣才不會終日惶恐不安，也就是老百姓說的「不做虧心事，不怕鬼敲門」。

另外保養腎精還要注意保暖，寒氣通常從皮膚和飲食侵入，而人體要消耗大量的精氣產生熱量，把這些寒氣中和或排出。許多女性朋友夏天愛穿露臍裝，冬天也要「風度」不要「溫度」，或者貪嗜冷食，冰淇淋一個接著一個，涼啤酒一杯接著一杯，這些行為其實都會耗傷腎精，這些事情雖小，但都是生活中應當注意的。

對腎精進行養護可以選擇用艾灸。《醫學入門》指出：「虛則灸之，以火氣以助元陽也。」艾灸用的原料是艾草製成的。艾草又名冰台，產於山的陽面，是一種純陽植物。《本草從新》說：「艾葉……純陽之性，能回垂絕之陽。」火為陽，灸火的熱力具有扶助陽氣、舉陷固脫的功能，艾火接連燃燒，能使溫熱之氣通過皮膚的孔穴通向經絡，又因為經絡內屬於臟腑，使得這股溫熱之氣能直達五臟六腑，並順著十二經脈循環全身，所以能壯人之陽氣。

怎麼灸呢？方法很簡單，用藥店裡常能買到的艾條，以關元、氣海兩穴為主穴，將艾條的一端點燃後，距離皮膚二、三公分，使局部有溫熱感不灼痛為宜，灸至局部皮膚產生紅暈為度。經常灸或每月灸一次，能提高人體免疫功能，增強人的抗病能力。這二穴皆為任脈俞穴，特別是關元穴，是足三陰與任脈之會，又居下焦，真陰真陽關鎖於此。灸此穴，溫熱之氣能直達精宮以助元陽，這與道家倡導的意守丹田道理是相通的。成書於宋代的《扁鵲心書》中說：「人於無病時，常灸關元、氣海、命門、中脘，雖不得長生，亦可得百年壽。」

施行健身灸法，簡單易行，既無多大痛苦，又經濟節約。一次十多分鐘，最多不超過三十分鐘即可，長期堅持不僅可以提高身體素質，還能夠延年益壽，其效果不亞於服用膏方。

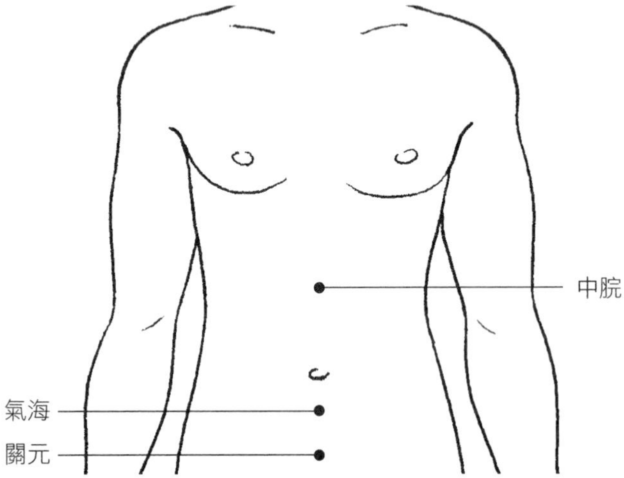

圖十六　關元穴、氣海穴、中脘穴

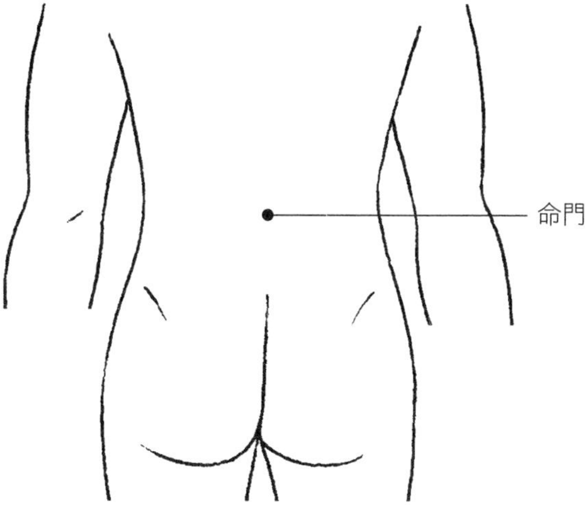

圖十七　命門穴

第六輯

膽

中正之官，決斷出焉

一身是膽

明目張膽

提心吊膽

心虛膽怯

膽戰心驚

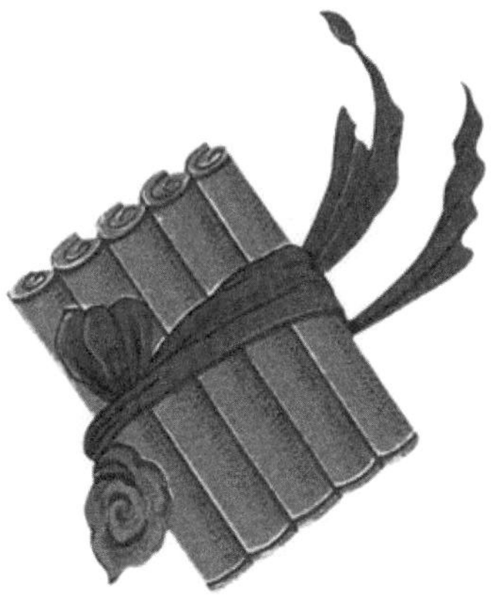

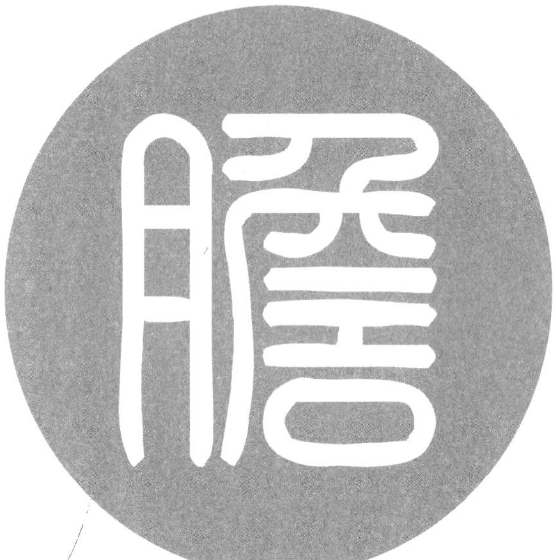
膳

【一身是膽】

「一身是膽」在古代用來形容身在戰場的將軍的神武威嚴。膽是「奇恆之腑」，又是「中正之官」。所以，膽的健康與否是衡量身體健康狀況的關鍵。

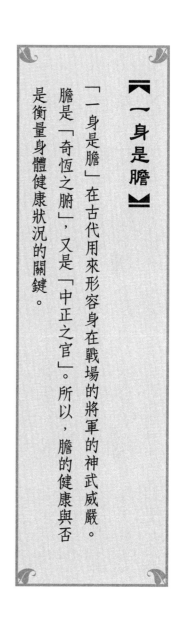

「一身是膽」這個成語出自《三國志・蜀書・趙雲傳》，是劉備稱贊大將軍趙雲的話，後世常用來形容人在做事情的時候非常英勇，無所畏懼。

中醫有一句話叫「凡十一臟皆取決於膽」，這裡的「十一臟」指的是五臟六腑，「取決於膽」是指取決於膽氣的生發、疏泄的功能。什麼是「生發」呢？不知道大家注意到沒有，在平日裡一般人在每天晚上八九點鐘的時候，就特別容易困倦，總想睡覺。可是如果能堅持到夜裡十一點左右，就會發現變得越來越清醒了。為什麼會出現這種現象呢？原因就是膽的陽氣在這個時候開始生發。所以大家記住了在晚上十一點的時候一定要睡覺，目的就是要養住陽氣。

陽氣的重要之處在古代的醫學典籍中早有記載。《素問・生氣通天論》中就說：「陽氣者，若天與日，失其所則折壽而不彰。」這裡用到了一個很好的比喻，就是把陽氣之於人體的作用比作太陽之於人類生命的作用，可見它有多麼重要。陽氣的重要之處還表現在對人體各臟腑經脈有啟動、推動的作用，從而保證其發揮正常的功能。所以，沒有了陽氣或是陽氣不足，臟腑經脈就會失去動力來源，生命就不存在了。可見，陽氣是生命的根本，是生命的主宰。

膽主生發，這裡升發起來的就是陽氣，所以不容忽視，但是膽另有其神奇和獨到之處。在《類經》中還有「五臟者，藏精氣而不瀉，故五臟皆內實。六腑者，主化物而不藏，故六腑皆中虛。唯膽以中虛，故屬於腑，然藏而不瀉，又類乎臟。故居半表半裡之經，亦曰中正之官」的說法。簡單來說就是膽與五臟六腑的不同之處在於，五臟只藏不瀉，而六腑只瀉不藏。但是，膽卻是一個很神奇的臟器，它既藏有膽汁又可以將膽汁排泄於小腸，膽所處的「地理位置」很好，如果從軍事的角度來講，它是一個「要塞」，因為它正好位於肝和小腸之間。我們來看，它的上方與肝相通，而肝的餘氣正好化生為膽汁，膽汁順著肝與膽之間的管道流到膽囊貯存起來。小腸又正好在膽的下方。小腸起什麼作用？消化食物。隨著消化的需要，膽汁又會通過與小腸之間的管道排泄到小腸之中，來幫助它消化食物。所以清代吳鞠通在《醫醫病書・小便論》中就說：「膽無出路，借小腸以為出路。」正因為膽的這種既可以藏又可以瀉的神奇之處，才被人們稱作為「奇恆之腑」。

膽除了是「奇恆之腑」之外，還是「中正之官」，何謂「中正之官」呢？中正，就是居中得正，無過與不及，不偏不倚。而中正之官呢？就有點類似於法官，它是威嚴公正的化身。我們前面講過，膽可以化生陽氣，以協調五臟六腑，使人體達到陰陽調和、氣血順暢的目的，這不就像法官秉公執法、平息爭端嗎？

除此之外，膽還有一個作用，就是「決斷出焉」。通俗一點說，就是膽在人的精神意識思維活動過程中，具有判斷事物，作出決定的能力。膽氣足的人，他的決斷能力就強，給人感覺特別有魄力；反之膽氣虛的人，做事猶猶豫豫，給人優柔寡斷的感覺。其實有時候並不是他想這樣，很可能是身體出了狀況。所以，對於膽子小的人而言，不妨從「養膽」開始。

想養膽，就得瞭解它的喜好。膽遇到的最大威脅是什麼呢？是熬夜。因為一熬夜，膽氣就升不起來。平時我在診病的過程中經常看到一些患者兩頰發青，嚴重者還會面如蒙塵。這其實就是因為膽氣生發不起來，鬱滞而造成的，如果不及時疏通，壓抑久了，身體就會出問題，比如膽結石、膽囊炎等。這些疾病典型的高發人群就是經常受「夾板氣」的人。因為這些人通常狀態都是憋了一肚子的氣，把原本向上的氣給壓住了，氣道不通了，時間久了自然就生病了。

怎樣才能知道自己的膽是否健康？其實有一個很簡單的方法可以幫你判斷膽的健康狀況，那就是觀察眼睛的顏色。在日常生活中您會發現有些人的眼睛很黃。出現這種情況的話，多半就是患了肝膽疾病了。眼睛發黃這種現象，通常被稱為黃疸，也就是俗稱的「黃膽」，一般多見於黃疸型肝炎或者淤膽型肝炎。還有一種方法就是觀察人的大便。正常人的大便是黃褐色的，這是因為裡面含有糞膽素。如果大便顏色跟橘皮一樣，也就是深黃色，則有可能是溶血性黃疸造成的。如果糞便呈灰白色，則可能是膽汁減少的緣故，常見於阻塞性黃疸。掌握了辨別膽是否健康的方法，同樣也要學會養護膽的方法。

俗話說，預防勝於治療。要預防膽病的發生，有一個很好用又異常簡單的方法，那就是睡覺。我們都知道膽經的當令時間是夜裡十一時到一時，這個時間裡如果進入到睡眠狀態，就是對膽的最好養護方法。對於失眠的人，可以在臨睡前喝一杯加過蜂蜜的牛奶，蜂蜜和牛奶都有安神和促進睡眠的作用。另外睡前散步也是幫助睡眠的好方法，《紫岩隱書・養書》中就說：「入睡時行，繞室千步，始就枕……蓋則神勞，勞則思息，動極而求靜。」

除此之外，想要養好膽，您不妨在平日裡多吃一些烏梅，烏梅作為茶餘飯後的小零食，既解饞又養膽，真是兩全其美。另外，患有膽道疾病的患者在平日裡最好少吃油膩的食物，也要儘量避免暴飲暴食，否則會對膽造成更大的傷害。

「一身是膽」是大將軍威懾四方的神勇表現，我們雖然不是大將軍，不需要馳騁於金戈鐵馬的沙場之中，但是人生又何嘗不是另外一場戰爭，與疾病的戰爭雖然看起來沒有硝煙和戰火，但是也同樣的激烈，同樣的需要我們「一身是膽」。

【明目張膽】

「明目張膽」在現代的語言應用當中並不是一個褒義詞，但是它反映出一定的養生原理，因為「張膽」是「明目」的前提，所以「明目」從養好膽開始。

「明目張膽」這個成語最初是用來形容人有膽識，敢做敢為。這裡的「明目」指的是睜亮眼睛，「張膽」指的是放開膽量。後來這個成語慢慢地變成形容人公開地、大膽地做壞事，在日常生活當中常常被用到。

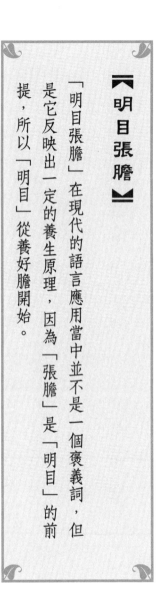

有些人可能會有疑惑：肝開竅於目，眼睛與肝的關係應該是最密切的，怎麼這裡又扯上膽了呢？我們都知道肝與膽互為表裡，而肝與眼之間的關係十分密切。所以通過肝這個臟腑就可以將膽與目聯繫在一起。

中醫裡有句話叫「目受血而能視」，那麼，這「血」是從什麼地方來的呢？答案就是肝臟。「心主血」而「肝藏血」，肝就如同「血庫」一樣，能夠貯藏一定的血液。氣血是人體的能源，起到溫養臟腑及四肢百骸的功效。同樣眼睛也是需要氣血來濡養的，中醫認為「目受血而能視」，也就是說眼睛得到了血液的濡養才擁有了視物的能力。所以，肝臟這個血庫藏血越豐富，眼睛視物就越清晰。

再來看肝與膽的關係。中醫有「肝膽相表裡」的說法。什麼是「表裡」呢？打個比方來說，就相當於一個果實的外皮和果肉，這就叫「表裡」。肝與膽就像是「一榮俱榮，一損俱損」的好兄弟。膽與眼睛的關係也很密切。中醫認為，膽的精汁積成珠內神膏，而神膏是涵養瞳神的。何謂「神膏」和「瞳神」呢？我們平時照鏡子時，可以看到左黑眼球的正中間有一個圓孔，這個圓孔就是瞳仁，也叫瞳神。神膏也是組成眼球的重要部分，它是由膽的精汁化成的，其作用就是滋養瞳神。所以，一旦膽汁減少分泌的話，神膏就會衰退，瞳神「吃不飽」，眼睛的視物能力就會下降。所以，想要使眼睛炯炯有神，我們就得從養膽入手。

在中醫裡，通常會使用溫膽湯調理膽病。溫膽湯最早出自於唐代「藥王」孫思邈的《備急千金要方》，最初是用來治療「大病後，虛煩不得眠」的，而且在《醫宗金鑒》中也有關於溫膽湯的記載。

溫膽湯是中醫史上最經典的溫膽藥方，由竹茹、半夏、枳實、陳皮、炙甘草、茯苓等多味中草藥組成，對膽鬱痰擾證所致的膽怯易驚、頭眩心悸、心煩不眠、夜多異夢等症狀都有很好的治療功效。後來經過歷代名醫的傳承與研究，對藥物進行了加減的處理，從而形成很多的「子方」和「孫方」。比如，加入黃連的，人們就給它起了個名字叫「黃連溫膽湯」，對於容易煩熱的患者，有不錯的治療效果。如果是治療心虛膽怯，可以加入適量人參。還有就是柴芩溫膽湯，之所以叫這個名字是因為在其中加入了柴胡、黃芩，它的功效是化肝膽痰熱、健脾養陰、疏肝解鬱。另外，在《證治準繩》中還有關於十味溫膽湯的記載，就是把原方中的竹茹去掉而換成酸棗仁、五味子、遠志、熟地黃、人參等，它對於心膽虛怯、處事易驚、夢寐不祥、膽寒肝熱、耳鳴目眩、四肢浮腫等症狀有良好的治療效果。

當然，上面介紹的方法是很專業的，如果您想嘗試應用的話，一定要向專業的中醫諮詢，千萬不要自己盲目應用，以免造成不良的後果。那麼，除此之外，對於普通人來說，有沒有一種容易操作的方法呢？這裡給您推薦一款香菇木耳炒豬肝。做這道菜的時候需要香菇和黑木耳各三十克，還有新鮮豬肝二百克，做的時候先將木耳和香菇洗淨，香菇切片，木耳撕成小朵，再將豬肝洗淨切片放在碗中，同時加入蔥花、薑末、黃酒、太白粉水，然後抓勻，最後將鍋放在火上，加入植物油，燒到六分熟的時候把豬肝和蔥、薑一起放入鍋中翻炒，同時加入香菇片和木耳，繼續翻炒片刻，加入少許的清水，最後放入鹽、醬油、紅糖，小火煮沸，再用太白粉水勾薄芡，淋入香油就可以食用了。

這款香噴噴的香菇木耳炒豬肝，最大的功效就是養肝膽和清毒。為什麼這麼說呢？因為豬肝在這裡是主要的食材，性溫而入肝經，具有很好的補肝養血的功效。又因為「肝膽相照」，肝與膽彼此生理相互依存的關係，所以在補肝的同時同樣也起到了補膽的效果，再加上木耳具有清毒功效。所以在平日裡需要養肝膽的朋友不妨多吃這道香菇木耳炒豬肝。

【提心吊膽】

我們形容勇敢常用「有膽量」、「膽識過人」，相反形容那些容易受驚、害怕的人為「膽小如鼠」、「膽小鬼」、「嚇破了膽」，當然還有本文要講的「提心吊膽」。「膽」和勇氣到底有什麼關係呢？其實這些我們習以為常的說法都來自於博大精深的中醫理論。

「提心吊膽」這個成語從字面上看指的是心提著、膽吊著，形容十分擔心或害怕。在漢語中，像這樣的「心」與「膽」聯用的詞語還有很多，比如「心驚膽戰」、「心驚膽寒」。另外還有詞叫「心虛膽怯」，中醫中專門有這樣一種病，患者覺得惶惶不可終日，有時候電話忽然一響都能嚇一跳，別人在後面叫他的名字也會受驚，睡眠也不好，有時還會做噩夢，人也內向起來，不怎麼愛說話，反應也變慢了，這其實都是心氣、膽氣俱虛的表現。

中醫把「內傷七情」作為導致內傷疾病的主要因素之一。哪七情呢？喜、怒、憂、思、悲、恐、驚，這七種情志變化是人對外界客觀事物的不同反應，是生命活動的正常現象，通常不會使人發病。但它們與臟腑的功能活動有著密切的關係，如果一種情志過於突然、強烈、長期持久，超出了正常的生理承受範圍，臟腑氣血功能會發生紊亂，導致疾病的發生。

哪一種情志能夠讓人「提心吊膽」呢？我們平常把容易害怕的叫做膽子小，形容受到驚嚇，都說「嚇破了膽」，可見「驚」和膽有關。《濟生方・驚悸怔忡健忘門》講：「夫驚悸者，心虛膽怯之所致也。且心者君主之官，神明出焉，膽者中正之官，決斷出焉。心氣安逸，膽氣不怯，決斷思慮得其所矣。或因事有所大驚，或聞虛響，或見異相，登高涉險，驚忤心神，氣與涎鬱，遂使驚悸。」說的就是「驚」與心、膽的關係，我們接下來就來仔細講一講。

《素問・靈蘭秘典論》裡，把人體的五臟六腑比喻成為一個國家的各個部門來寓意臟腑的作用，比如心為「君主之官」，肺為「相輔之官」，肝為「將軍之官」，膽為「中正之官」等。這樣的確很容易理解，心是君主之官，就相當於國王，情志活動複雜多變，都歸於心所統領，《靈樞・口問》中說：「心者，五臟六腑之主也……故悲哀愁憂則心動，心動則五臟六腑皆搖。」明確指出了各種情志刺激都與心臟有關，心神受損又可涉及其他臟腑。

膽為「中正之官，決斷出焉」又怎麼理解呢？所謂中正，即處事不偏不倚，剛正果斷之意。中醫中膽同其他臟腑一樣，既有與實質器官相聯繫的作用，如貯存、排泄膽汁的膽囊，又有據此而取象類比歸類某些功能的一面，如主決斷的作用。膽主決斷，是指膽有判斷事物作出決定措施的功能。簡單來說，膽相當於現代的司法部門，需要在是非之間保持不偏不倚、冷靜中正的判斷，並有果斷的決斷力。

膽主決斷，是與肝主謀慮相關聯的，《黃帝內經・素問・靈蘭秘典論》說：「肝者，將軍之官，謀慮出焉。」謀慮，即思維策劃、比較鑒別、分析推理等，它只是一個思維的過程，並不能直接得出結論，更不能付諸實施。這個謀慮必須通過膽的「決斷」，才能對思維過程中出現的多種可能性進行最後的選擇，最終作出指導行為的決定。

從陰陽理論來看，謀慮屬陰，決斷屬陽，決斷需要充足的陽氣來支持；而肝屬陰，陰體至柔，所以決斷難出。而膽為肝之腑，雖皆屬木，而膽屬陽，故能替肝作出決斷，正如《類經・藏象類》所說：「膽附於肝，相為表裡，肝氣雖強，非膽不斷，肝膽相濟，勇敢乃成。」在正常情況下，膽氣充實，決斷無差，使人行為果敢而正常。若膽氣虛餒，雖善謀劃，卻不能做決斷，也不能做成事，所以《黃帝內經・素問・奇病論》又說：「肝者，中之將也，取決於膽，咽為之使。此人者，數謀慮不決，故膽虛氣上溢而口為之苦。」這就是為什麼有時候猶豫不決，苦苦思索卻難以下決定時會口發苦的原因。

膽的決斷功能有什麼作用呢？環境和社會因素的變化，特別是劇烈的精神刺激，都會影響臟腑氣血的正常活動。《黃帝內經・素問・舉痛論》說：「驚則心無所倚，神無所歸，慮無所定，故氣亂矣。」我們有時候受了驚嚇，或者猶豫不決時，臉色紅一陣子白一陣子的，這都是因為氣亂的原因。而膽的決斷功能可以在一定程度上抵禦和消除某些精神刺激的不良影響，以調節和控制氣血的正常運行，維持臟腑相互之間的協調關係。

一個人若肝膽的氣血充足，不僅精力充沛，做事有條不紊，效率高，而且處理事情也會果敢而有魄力，不畏首畏尾或意氣用事，所以又有膽主勇怯的說法。人對驚恐等精神刺激的耐受能力與膽氣的虛實有密切關係，什麼是膽氣呢？我們總說「膽量」，其實可以理解為膽氣，膽氣強壯之人，雖然受到突然的刺激會有所影響，但影響程度比較小，恢復起來也較快；而膽氣虛弱之人則容易因為突然的刺激產生疾病。只有正氣強盛，內氣充實的人，才能「膽氣壯」，才能主決斷而有果敢行為。由於正氣對外邪具有抵抗作用，所以膽氣的壯與弱，標誌著人體正氣的盛與衰，也標誌著人體抗邪能力的強與弱。平時我們常說一個人「膽子大」或「膽子小」，說的就是這個人膽的陽氣足不足，形容膽氣很足，會說他「有膽量」、「膽識過人」；相反膽氣虛，容易受驚、害怕則被形容為「嚇破了膽」、「膽小鬼」、「膽小如鼠」、「聞風喪膽」、「提心吊膽」。

那麼「提心吊膽」的時候應該怎麼辦呢？民間有受了驚嚇吃青皮鴨蛋壓驚的方法，大概是取「鴨」、「壓」諧音，又用青皮對應「嚇得臉發青」，這種說法不大可信，如果受了驚嚇可以試試接下來講的這道酸棗仁粥。

酸棗其實就是山棗、野棗，破核取其子實，就是我們這道粥的主角——酸棗仁。在我國，酸棗仁入藥尤早，其氣微弱，味甘，性平。遠在《神農本草經》中就被列作上品，《本草經疏》稱其「專補肝膽，亦複醒脾。熟則芳香，香氣入脾，故能歸脾。能補膽氣，故可溫膽」，《本草匯言》講：「酸棗仁，均補五藏，如心氣不足，驚悸怔忡，神明失守……」可見用它舒解「提」著「吊」著的心、膽，再好不過了。

怎麼做呢？選酸棗仁三十克，搗碎後加水濃煎，取汁，再用粳米一百克煮粥，等到粥半熟時再加入剛才煎好的酸棗仁汁，煮熟後食用即可，這道粥有養心安神，寧心止汗之效。許多醫書都記載了它的好處，《本草綱目》稱：「酸棗仁粥治煩熱，益膽氣。」《太平聖惠方》也認為它可以養肝、寧心、安神、止汗。所以受了驚嚇，或者膽氣虛如有心慌、膽小、氣短等症狀的朋友可以嘗試一下。另外酸棗仁有個雅號，叫做「調睡參軍」，足可見它在治療失眠上的效用，失眠多夢的朋友也可以選用。

有人聽說酸棗仁粥，怕有酸味，其實酸的是果肉，我們用的子實味甘，略帶點苦味，不影響口味，可以放心食用。

【心虛膽怯】

如果心是「君主」，膽就是維護國家體系的司法部門。一個富強的國家，首先需要有一個首腦，統籌指揮國家的運轉。但如果沒有司法部門維持法度，國家的秩序就會被打亂。因此，要消除心虛膽怯，首要任務是安定心神。

去電視臺錄節目的空檔，主持人問我：睡眠品質差，失眠多夢，動不動就心慌是怎麼一回事，不僅如此，還特別容易受到驚嚇，情況嚴重的時候，甚至同事說話大聲點都受不了。我告訴他，這不僅僅是你一個人的症狀，其實很多人都有，只是自己沒有引起重視而已，它一般是由心虛膽怯所致。

說到「心虛膽怯」，就不得不提「提心吊膽」，這兩個詞語有什麼關係？其實，看似不一樣，但一樣的意味。這話怎麼說？雖然這兩個成語都是膽小害怕的意思，但不是指一般的害怕，是因為做了理虧心虛的事而害怕。說白了就是「心裡沒底兒」。一個人心氣不足「沒底」的話，就容易導致心神不安，接踵而來的就是失眠，或者是做噩夢，睡覺醒來容易出汗，或者氣短、心悸等。並且，心虛的人最常見的一個表現就是記憶力差，老是忘東忘西，因為，中醫裡心和人的記憶力有關係。

另外，無論是「心虛膽怯」，還是「提心吊膽」，裡面有個「心」，還有個「膽」，可見和膽也脫不了關係。這是因為，膽主勇怯，也和人的精神掛鉤，膽氣虛，自然遇事就容易緊張，甚至膽小恐懼。

打個比方，心作為「君主之官」，我們把它比作是一個國家的最高統領，膽是「中正之官」，我們把它比作是維護國家體系的司法部門。而一個富強的國家，首先就要有一個英明的首腦，統籌指揮著國家運轉；司法部門就是維護君主權威，維持一切法度秩序的重要機構。為了保證法度秩序不被打斷，國家領導人是萬萬不能有所差池的，因此，要消除心虛膽怯，首要任務是安定心神。

安定心神，有一個非常經典的方子，那就是安神定志丸，它對於精神煩擾、驚悸、失眠、癲癇等症有非常不錯的療效，它的材料中藥房都能買到，主要是：遠志六克，石菖蒲五克，茯苓十五克，朱砂二克（沖服），龍齒二十五克（先煎），黨參九克。其中，朱砂、龍齒鎮靜安神，遠志、石菖蒲入心開竅，除痰定驚，同為主藥；茯苓、黨參健脾益氣，協助主藥寧心除痰。如果在這方子中加些酸棗仁、柏子仁，養心安神的作用會更好。若是用來治療癲癇，並且患者痰很多的話，就需要加入膽南星、竹茹等滌痰的藥物。

治療心虛膽怯型的失眠，除了要安神之外，還有一點非常重要，就是補氣血。心血不足，也會導致心虛膽怯。一般這種類型的人群，最多的就是年輕女性，她們崇尚「骨感美」，為了追求身材苗條而節食減肥，殊不知，這種做法是非常非常傷身體的。飲食是保證我們心血足、膽氣盛的一個重要方面，千萬不要小看，飯可以少吃，但必須得吃。還有睡覺，晚上十一點到淩晨一點之間為子時。這段時間膽經當令，如果沒睡好覺，臉上容易呈現青白色，膽氣也升不起來，這樣的人就容易膽小，並且還特別容易得結石一類的病症。因為膽汁沒辦法正常新陳代謝，就會變濃結晶，這就好比是鹽水中的水分被蒸發，而只剩下鹽了。因此要保證自己每天晚上最好是十點之前上床準備入睡，睡前可以喝酸棗仁粥或是牛奶，可以促進睡眠。酸棗仁一直以來都被中醫認為有催眠效果，並且專補肝膽，益膽氣，可溫膽，《金匱要略・血痹虛勞篇》就記載：「虛勞虛煩，不得眠，酸棗仁湯主之。」

另外再給大家推薦一種「茶」，專治那些失眠情況還不是很嚴重的人。和普通的茶不一樣，它不需要茶葉，只需要以下幾種材料：龍眼肉（桂圓肉）四～六枚，蓮子、芡實各三百克，最好是打碎，研磨成粗粉末，然後準備一個保溫杯，每天喝之前取二十～三十克放入杯中，注入適量開水，用蓋子悶三十分鐘左右即可，代茶頻飲。攜帶也很方便，不論是家裡還是辦公室都能喝，可以用來治療氣血不足的證候，如氣短、易驚、睡臥不安、面色不華、盜汗等。同時，因為龍眼肉功善補益心脾，和蓮子同用可以養心，芡實能補脾，常喝這茶的話，補心脾的功效也是相當顯著。

【膽戰心驚】

最初的這個「驚」，其實就是指馬受到驚嚇刺激以後突然躍起、嘶叫、狂奔的樣子。後來，才慢慢演變到人身上，人受到驚嚇或者刺激稱作「驚」。

元代無名氏《碧桃花》第三折中寫：「不由我不『心驚膽戰』，索陪著笑臉兒褪後趨前。」這裡面「心驚膽戰」的「戰」字，其實就是個通假字，通打顫的「顫」，有發抖的意思，形容人非常害怕。另外，「驚」字是由一個「敬」和一個「馬」組成，因此，我們可以理解為，最初的這個驚，其實就是指馬受到驚嚇刺激以後突然躍起、嘶叫、狂奔的樣子。《說文解字》也解釋為：「驚，馬駭也。」後來，才慢慢演變，人受到驚嚇或者刺激也稱作「驚」，比如驚叫、驚呼或者是心驚肉跳等。簡體字的「驚」字寫作「惊」，「惊」的部首是一個豎心旁，那麼它肯定是驚到心了，部首為心的字往往和人的精神意識思維活動脫不了關係，比如「怨」和「恨」字。

言歸正傳，人受了驚，受了刺激，最易出現的一個症狀就是心悸。往往這樣的人，平時比較容易激動，睡不著，而且就算睡著了，也是多夢、多汗，甚至有眩暈的感覺。《紅樓夢》裡曾寫道：「怎奈寶玉因冷遁了柳湘蓮，劍刎了尤小妹，金逝了尤二姐，氣病了柳五兒，連連接接，閒愁胡恨，一重不了一重添，弄得情色若癡，語言常亂，似染怔忡之疾……」說他因為感情受到傷害，出現了心悸、精神失常，中醫稱之為「怔忡」。如果你能明顯感覺到心撲通撲通跳得厲害，或是心跳速度忽快忽慢、忽起忽落，就要及時就醫了，以免耽誤病情。

心主神，神又藏在心裡，外面有心和心包兩道城牆守衛著神，如果氣血充盈，城牆堅固，神自然不受外界刺激的干擾。但是，如果氣血虛弱不足，心就無力去守護神，人在這種情況下，遇到大的刺激就容易被驚擾，就算沒有大的刺激，平時也會變得敏感多疑起來。同時，人受刺激或者驚嚇，如果膽弱了，會引起膽汁失調，而導致心驚膽戰，它就像電流一樣迅速傳遍全身，因此，往往人在極度害怕的時候，會出現全身戰慄發抖的樣子。

《醫學入門》曰：「心膽相通，心悸怔忡宜溫膽。」《黃帝內經・靈樞・邪氣臟腑病形》也曾記載：「膽病者，善太息，口苦，嘔宿汁，心下澹澹，恐人將捕之。」中醫上，遇到心病怔忡，可以從膽治；反之，遇到膽病戰慄、癲狂，也可以從心治。

防治心悸的發生，除了情緒保持穩定，少受刺激之外，最有效而且簡便的方法就是從平時的飲食入手。蓮子是生活中很常見的一種食物，但是它卻具有非常高的食療藥用價值。早在《神農本草經》中，就將蓮子評為滋補元氣的珍品，它味甘、澀、平，有鎮靜安神、補中益氣、養心益腎、健脾養胃、清腑潤臟的功效，並且對於產後或者是病後脾胃虛弱，出現的心煩易怒、失眠多夢、食慾減退、心悸怔忡有很好的療效。女性朋友常吃蓮子，還能治療血虛腰酸、更年期綜合症、白帶增多等症狀。

教大家做一道蓮子粥：準備蓮子二十克，去除蓮子心，然後用水浸泡半小時；再準備一百克糯米，淘洗乾淨，將浸泡的蓮子和清洗的糯米同時放入鍋內，加水適量熬煮；之後，待粥快要熟的時候，再在裡面放十五克紅糖熬煮片刻。每天早晚空腹溫服這個蓮子粥，可以養心安神，治療心悸怔忡、虛煩失眠很不錯。

有些人吃粥講點新花樣，覺得蓮子太單一，那你還可以再準備點龍眼肉（桂圓肉），把紅糖換成冰糖，這樣熬煮成粥，滋味更美妙，享受美食的同時，它也是益氣養心的。

除了做粥，蓮子無論生吃還是熬粥做湯，或是做糕點，都是不錯的選擇。對於辦公室一族來說，熬粥可能太費時間，沒關係，你也可以直接去中藥房買適量蓮子心代茶飲。每天用五克的乾蓮子心，倒入開水沖泡飲服，對於陰虛火旺型的心悸患者也比較好。

上面有提到女性產後或者是手術後氣血不足而引起的心悸，除了蓮子之外，不妨每天早晚再空腹嚼幾顆大棗吃，它是天然的補血劑。中醫裡還提倡一種做法，就是「以形補形」，既然心悸有心的問題在裡面，還可以多吃一些豬心做的菜餚，適用於那些心虛不足、心氣虛弱的患者。

此外，對於有心悸的人來說，有很多東西是應該忌口的，不管是什麼型的心悸，都要戒掉菸酒。在沒搞清楚具體病因之前，切忌亂用滋補品。最常見的因心血不足引起的心悸，要遠離胡椒、辣椒、花椒、肉桂、紫蘇、茴香、丁香、蔥、薑、蒜等辛熱香燥之物。

《漢書・王莽傳》裡記載，王莽篡位，太師王舜因為受了驚嚇，得了個心動過速的毛病，久而久之，病情加重，最後不治身亡。可想而知，心悸這個毛病可大可小，一定要引起人們足夠的重視。

第七輯

面

有諸內者，必形於外

- 人面桃花
- 察言觀色
- 洗心革面
- 燃眉之急
- 人老珠黃
- 面黃肌瘦
- 人心如面

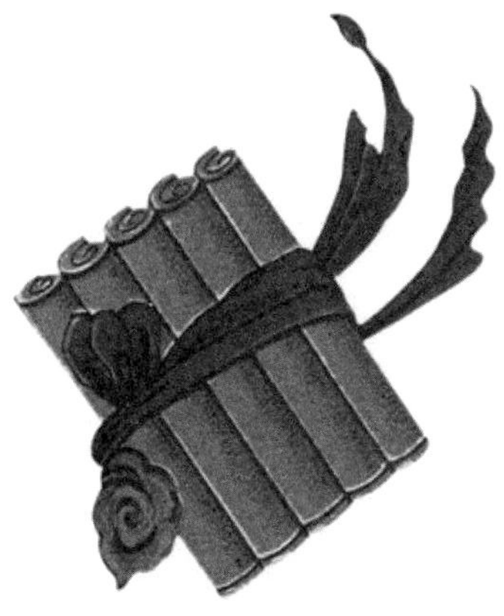

【人面桃花】

白皮膚要像鵝的羽毛那樣富有光澤，而不是像鹽一樣淡白無光。同時這白皮膚裡還要透出紅潤的顏色，像白色的綢緞裹著朱砂一樣，含蓄不露，不能是赭石一樣的赤裸裸的紅。而「人面桃花」就屬於此種類型。

中國人常說：「士為知己者死，女為悅己者容。」對於女性來說，五官是否精緻，搭配是否和諧固然重要，但要想襯托出五官的美，底色也很重要。這個「底色」就是人的面色了。就好比蘇州的刺繡，先選好了底料的顏色，再根據這底色搭配絲線的顏色，才能繡出色彩斑爛的圖案。

中國的女性擁有什麼樣的面色，才能得到大家的認可？唐代的才子崔護有詩為證：「去年今日此門中，人面桃花相映紅。人面不知何處去，桃花依舊笑春風。」

「人面桃花」四字，寫的是少女的臉像桃花一樣透著紅潤的光彩，這是一種打動人心的美。

上面只是從審美的角度來判斷好壞，關於面色，中醫也有自己的認識。《黃帝內經》中曾有過非常生動的描述：「白欲如鵝羽，不欲如鹽。赤欲如白裹朱，不欲如赭。」就是說白皮膚要像鵝的羽毛那樣富有光澤，而不是像鹽一樣淡白無光。同時這白皮膚裡還要透出紅潤的顏色，像白色的綢緞裹著朱砂一樣，含蓄不露，不能是赭石一樣的赤裸裸的紅。而「人面桃花」就屬於此種類型。這種面色之所以動人，就在於它的美是健康的。

女性年輕的時候，皮膚一般都是白皙光滑，紅潤飽滿的，一到了三四十歲，皮膚就開始慢慢衰老，變得蒼白、枯黃，漸漸地就成了人們俗稱的「黃臉婆」，這是怎麼回事呢？從中醫的角度來說，這就是氣血的問題了。中醫認為，人體的氣血通過經絡運行到全身，最下面到達腳趾，最上面到達面部。所以面部的顏色要是紅潤有光澤，就顯示了人的氣血十分充足。胃經、膽經、膀胱經、任督二脈都在人的面部聚集，面部氣血的盛衰，與這些經絡有密切關係。

《黃帝內經》裡說，女性到了三十五歲「陽明脈衰」，也就是胃經衰弱，到達面部的氣血開始衰減。從這時候開始，女性就告別了青春期，漸漸走向衰老，面容開始變黃、變枯。

到了四十二歲的時候，「三陽脈衰」，也就是胃經、膽經、膀胱經都衰弱了，面色進一步變黃、變暗。

到了四十九歲的時候，「任脈虛，太衝脈衰少，天癸竭，地道不通。」天癸，也就是先天賦予人體的精氣少了，主管女性氣血的兩條最主要的經脈——任脈和衝脈也虛弱了，氣血到達不了面部，女性的面部皮膚就會乾枯、長皺紋。

「地道不通」是什麼呢？就是說女人停經了。氣血枯竭，月經自然也就沒有了。可見女性的一生，就像和不斷衰少的氣血打一場曠日持久的拉鋸戰。能拖住「敵人」一步，就能多挽留住一點青春逝去的腳步，使容顏衰老得緩慢一些。

容貌對心理的影響不可忽視，因此，改善女性的生命品質，很重要的一點就是美化她們的容貌。美麗的容貌讓女性更加自信，對生活有著更大的熱情，而容貌美麗與否很重要的一點就是面色的好壞。所以這些年來，我一直在嘗試用各種方法，幫助身邊的女性朋友保持好的面色。

其實，不同年齡的女性保養皮膚的方法也不盡相同。就拿二十一歲前來說，這時的女孩子並不需要刻意吃什麼補品、美容品。《黃帝內經》認為：「女子，三七，腎氣平均，故真牙生而長極。」女性的發育無論是內在還是外在，到這個時候都穩定了。「真牙」就是智齒，女孩子在這個時候開始長智齒了。「長極」一般指兩方面，一是身高，二是指乳房發育，到這時候一般已到極限不再長了。這個時候對女孩子來說應該是一生當中的最佳狀態了，她的精氣、氣血都是很足的，所以此時她並不需要補血，而是行血，也就是讓氣血流動起來。那麼如何才能讓氣血流動起來呢？兩個字：避寒。《諸病源候論》指出：「寒則血結，溫則血消。」意思是說氣血遇寒就會凝滯，遇溫就會暢通，這裡的「寒」既指內寒也指外寒。現在的女孩子都喜歡吃冷飲，或者西瓜、柿子、苦瓜等寒性的食物，吃多了就會導致氣血凝滯，這樣面色就會很蒼白，沒有神采。外寒是指外在的寒冷。還有些女孩子為了追求時尚，一年四季穿裙子，或者愛穿露臍裝。衣服本來是用來避寒的，穿得太少，寒氣就會乘虛而入，使氣血凝滯。所以，對於這類人而言，只要注意少吃寒涼食物，穿衣時注意保暖，氣色就會變好了。

二十一歲後的女孩子氣血漸漸虧虛，這時可以吃一些補血的食物。經過多年的臨床累積，我認為「四紅粥」對於此類女性而言是最好的。

哪四紅呢?就是大棗、赤小豆、紅糯米、紅糖四種食物。用這四樣食物煮的粥,色澤誘人,不黏不膩,口感甘甜。煮法是先盛半碗紅糯米(可根據平時煮大米粥的量),加一小把赤小豆,用清水漂洗後,放在砂鍋或鐵鍋內,再添入清水,添水的量應比平時煮大米粥的量多一些,因為紅糯米比較黏稠,需要的水較多。加水後浸泡兩個多小時,此時米和豆子都泡得很軟了,水的顏色也變得紫紅,這時在鍋中加入大棗,再將鍋架到旺火上,煮沸後揭開鍋蓋,再煮十分鐘,然後改用中火煨,煮到豆子和米變得軟爛、黏稠時關火,加入兩勺紅糖調勻,就可以吃了。

這道粥很多女性朋友都愛喝,因為它光是看上去就很誘人,紫紅色的稠粥裡面,點綴著圓潤飽滿的大棗和豆子,喝上一口,甘甜爽口,就算是脾胃不好、平時不愛吃飯的人也忍不住會喝上兩碗。堅持食用兩三個月,一定會看到效果。

這道粥之所以用紅糯米作主料,是因為這種米確實不尋常。首先它色澤紫紅,從中醫的角度來說,紅色入心,心主血脈,所以紅糯米可以補血生津,非常適合女性食用。這種米主產在南方的安徽、江蘇一帶,常熟一帶的人用它製冬釀甜酒、做甜點,或紅糯甜飯。在清朝,這種顏色的稻米是只有皇帝才能享用的,據說是康熙皇帝親自栽培的「御稻米」。《紅樓夢》裡有一回,尤氏到賈母那兒去吃飯,賈母說想吃稀飯，尤氏就捧了一碗「紅稻米粥」過來。賈母吃了一半，讓給生病的鳳姐兒送去。這紅稻米粥其實就是紅糯米粥。賈母乃年老之人，氣血衰弱，所以專門吃這道粥。而讓給鳳姐兒送去，是因為鳳姐兒當時患了崩漏之症，紅糯米性質黏膩，還有收斂、止血的作用，所以月經過多、產後不久的女性，吃了這粥既能止血，又能補血。可見用紅糯米煮粥，對女性而言實在是一道不可多得的藥膳。

不過光用紅糯米煮粥，喝多了會膩。針對紅糯米的黏濕的性質，我加入性質很清，且能祛濕的赤小豆，以瀉有餘而補不足。紅花還得綠葉配，好藥還得引子送，這道粥必不可少的一味「藥引」就是大棗，因為大棗既補血又補氣，還是女性養顏的上品，加入大棗做引，這道粥補氣養血的「功力」才能發動起來。至於加入紅糖，主要是考慮到紅糖既能補血，又能滿足女性偏甜的口味。如果你不喜歡太甜的口味，可換成腰果、松子或蓮子等，這樣不僅口感上會好很多，對治療便秘也有一定的效果。特別是產後不久的女性，往往會有便秘，煮粥時可以加些有潤便效果的乾果。

「天癸竭」後，女性也就進入更年期了。更年期可以說是女性的一道坎。那麼更年期的女性能不能吃這款粥呢？中醫認為，更年期多與腎有關，所以此時補腎才是最重要的，四紅粥就有些「落伍」了。這時可以用百合、合歡花、核桃仁和大棗熬粥。

這款粥既能補腎，又能滋陰，長期服用對於消除更年期的煩躁、失眠、食慾不振等狀況有很好的效果。

有句話叫「量體裁衣」，養生也是如此。而醫者，更需在這「衣」上下工夫，根據不同的體質適當增減，否則無異於「削足適履」，豈不貽笑於後人了！

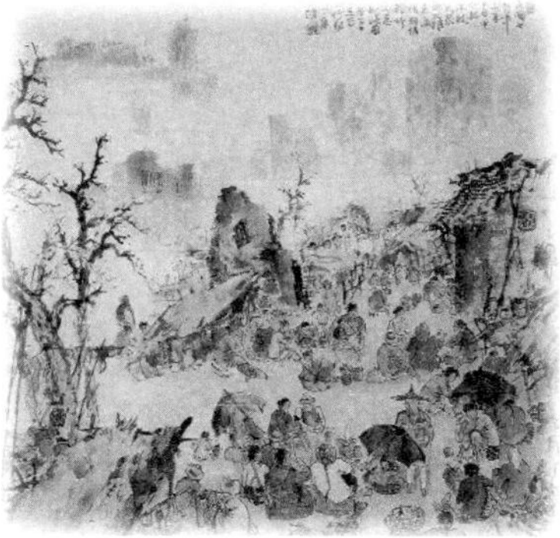

【察言觀色】

「察言觀色」往往形容一個人處事圓滑、善於變通，但也不乏些機巧在裡邊。其實如果你能在醫學上練就這麼一身本事的話，就可以在疾患萌芽之時將它們剷除。就健康而言，這又何嘗不是一門高深的學問呢！

「出門無所見，白骨蔽平原。路有飢婦人，抱子棄草間。」熟悉這首《七哀詩》的朋友對「王粲」這個名字一定不會陌生。王粲是東漢末年著名的文學家，是「建安七子」之一。且由於文采出眾，被譽為「七子之冠冕」。據說有一次王粲與張仲景相遇，張仲景觀望了他半晌，突然對他說道：「你有疾患，如果不加以治療，年過四十眉毛就會脫落，再過半年就會死亡。如果現在服用玉石湯，可免一死，再晚，只怕來不及了。」王粲當時剛二十出頭，正是意氣風發之時，聽完此話，全然不放在心上。二十年後，王粲的眉毛果然開始脫落。他此時才想起仲景之話，但此時疾患已深，無藥可救，以致英年早逝，令後人扼腕。

張仲景被人譽為「醫聖」，其在醫學上的造詣至今仍令人難以望其項背。但這望診的一幕卻似乎玄了點，至今仍有人在為故事的真偽而辯論不休，我們且不去管它是真是假，這個故事充分說明了「察言觀色」是醫者的一項重要技能。

「察言觀色」原指觀察別人的臉色，以揣摩其心意，但從中醫的角度來講，它還有「治未病」的作用。中醫有四診，即望、聞、問、切，其中「望」排第一，可見其在四診中的重要地位了。《難經》就有「望而知之謂之神，聞而知之謂之聖，問而知之謂之工，切而知之謂之巧」的說法。也就是說，望、聞、問、切代表著診病的四個層次，如果把它們看成一座金字塔的話，「望」應該是處於塔尖的位置了。通過望氣色就可以判斷出一個人的病情，這是醫者的最高技巧，堪稱「神醫」的人才能做到。接下來的一層是「聞」，也就是通過病人說話的聲音、散發的氣味來判斷病情，這也是需要相當的技巧，能做到這一點的，可以稱為「聖醫」了。通過詢問的方式來診斷病情，則是一般的技能，它處於金字塔的中下層。處於最底層的則是「切」，也就是通過切脈來診斷病情，這就是醫者所必須掌握的技巧了。

望診的內容很多，比如望舌、皮膚、五官、大小便等。我們這裡著重來講面診。單就顏面來講，主要是望神和望色。

「色」指的就是顏色，比如你的臉色是黑的、白的還是黃的；「神」指的則是光澤。顏色屬陰，反映氣血的盈虧狀況；光澤屬陽，反映臟腑精氣的充足與否和津液的盛衰狀況。所以，正常人的面色都是有光澤的，如果一個人面色黯淡、沒有光澤的話，就說明他生病了。

中國人健康的面色應該是「紅黃隱隱，含蓄明潤」。何謂「隱隱」呢？就是含而不露的樣子。「明」是明亮，「潤」是潤澤，也就是說，中國人的臉色是一種很含蓄的黃，這黃不那麼直接，若隱若現，同時還帶有一種潤澤的光，這才是健康的膚色。正如《四診抉微》所說：「夫氣由臟發，色隨氣華。」也就是說，臟腑的精氣充裕，人的膚色才會正常有光澤。如果有色無華，這說明臟腑的精氣已經敗露了。「有氣不患無色，有色不可無氣」，所以「色」跟「華」相比較，「華」比「色」更重要。有「華」的關鍵就是明潤含蓄，不那麼直白，這說明氣至。如果你的臉色黃得像枯萎的植物，或是慘白沒有一點血色，是一種直接暴露的顏色，那就是氣不至，是一種病態了。

但面色也會受到一些人為的干擾。比如你在太陽底下看一個人的臉色，跟在月光下看到的情況肯定不同，那麼以什麼為標準呢？中醫所說的面色，是指在自然光線下所做出的判斷。但這太陽光又不能直接照在臉上，而是一種間接的照射，比如白天你坐在寬敞明亮的屋子，這時的面色，才作為醫者診斷的依據。

再者，就是患者不能化妝。現代人愛美，多在臉上打粉底，或是塗美白產品，這時就會把原來的膚色給遮蓋住了，這會使醫生產生誤判。所以大家看中醫時要記住一點，就是不能化妝，越自然越好，這時醫生的判斷才不會有誤差。

中醫面診還要注意一點，就是「遠近結合」。比如你成天帶著一個小化妝鏡，沒事就拿出來照，這時你看到的往往是臉上的細節問題，比如有沒有長斑、有沒有長痘，大的方面反倒被忽略了。面診強調遠望，多遠呢？以十步為限。比如你站在穿衣鏡前十步開外望自己的面色，這時斑、點、痘之類的細節都會忽略掉，你看到的是自己整體的面色，這時觀察到的結果，才可以作為診斷的依據。

為什麼通過面色就可以看病呢？《黃帝內經》說：「十二經脈，三百六十五絡，其血氣皆上注於面而走空竅。」「空竅」就是孔竅，指眼、耳、鼻等精氣凝注的地方。面部為臟腑氣血所榮，再加上面部的皮膚都露在外面，更易於觀察，所以通過面部色澤的變化，就可以判斷出臟腑功能的盛衰。

如果面色赤紅，多見於熱證。滿臉通紅，像喝醉了酒一樣，這是實熱；只是兩顴潮紅，像塗了胭紅一樣，這就屬於陰虛了。

如果面色發白，一點血色都沒有，多見於虛證。如果是血虛，面色呈淡白且無光澤，口唇的色澤也會很淡；如果面色慘白，像紙一樣一點血色都沒有，這就是氣血兩虛，而且虛得很厲害，得趕緊調治。

面色發黃，多是脾虛、濕證。如果黃色是萎黃，像枯了的植物一樣，這是脾胃虛弱，氣血生化無源所致；如果不僅臉黃，眼睛也黃，皮膚也黃，那就是黃疸了。

面色發青則多為寒證。面色淡青或青黑色，說明陰寒內盛，以致經脈不通，氣血凝滯。面色青灰，口唇青紫，肢體冰涼，則是心陽暴脫、心血瘀阻所致，多見於真心痛（心絞痛）等病人。如果青中還泛著黃，這說明肝和脾都出毛病了，如肝鬱脾虛患者就是這種面色。

面色發黑多見於腎虛、寒證或是血瘀。眼眶周圍發黑，是腎虛無法排出水液，以致水液在體內停積，中醫管這叫「腎虛水飲」；如果面色不僅發黑，且焦枯沒有光澤，多是腎陰虛。面色晦暗沒有光澤，或是灰中帶著點青，沒有光澤，也就是俗話所說的「面如死灰」，就是腎陽虛了。

面色就相當於我們身上的警報器，你得隨時觀察它所發出的信號，如此才能防患於未然。可見，「察言觀色」不僅是生活上的智慧，就健康而言，它又何嘗不是一門高深的學問呢！

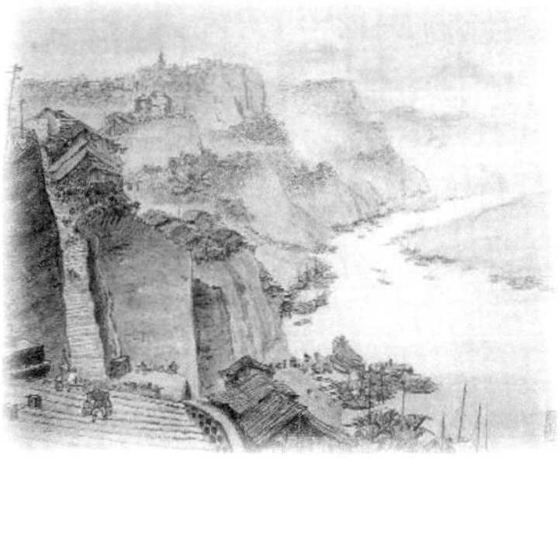

【洗心革面】

我們在說某人犯錯誤後痛改前非、重新做人時，通常會用到「洗心革面」這個詞。心「洗」後自清，面「革」後自新，人若經歷如此蛻變，必定脫胎換骨般獲得了重生！

「面」給人的首先是一種感觀上的認識，比如這個人長得是俊還是醜，看著順眼不順眼；其次，它還有更深的內涵，比如一個有經驗的老中醫一看你臉上的氣色，就能判斷出你有病沒病。可見，這「面子」的學問是很大的，下面我們就細細地考究一番。

清代成書的《沈氏尊生書》認為：「面部地分，分隸五臟。額為天庭，屬心。頦為地閣，屬腎。左頰屬肝。右頰屬肺。鼻居面中，屬脾。故察其色，可以辨其病之所在，此分隸而不可易者也。」也就是說，面部也是由五臟「分而治之」的，如果內在臟腑出了問題，就會在它相應的面部區域顯露出來，這就是中醫「望診」的依據。

我們先來說「天庭」。想必大家都聽算命先生嘴裡念叨過「天庭飽滿，地閣方圓」這句話。很多人可能以為天庭就是人的腦門兒。其實這是錯的。從相學上講，人的腦門可以分為四部分，天庭只是其中之一。額正中最上方，從髮際往下約一公分處，這一段叫天中。正對天中往下一公分處，這才是天庭。從中醫的角度來看，天庭反映的是心的狀況，比如有些人老是在這個部位起小痘痘，這說明你心火旺，需要清心火了，可以用苦丁或蓮子心泡茶喝，很快就能好起來。《黃帝內經》裡有一句話，叫「黑色出於庭，大如拇指，必不病而卒死」。意思是說，如果天庭突然出現一塊拇指大的黑色區域，那麼這個人可能會在沒有任何徵兆的情況下突然死亡，原因就在於病邪已經侵犯心臟了，君主都岌岌可危了，人能不亡嗎！所以，天庭有病變時，一定得十分注意。

「地閣」又是哪兒呢？就是唇以下的部分，也就是下巴。從中醫的角度來講，這塊歸腎管。如果你的下巴發黑或有斑、長痘，那說明腎出問題了。我就遇到過一位患者，下巴上長了很多瘡，有的都化膿腫起來了，整個下巴看上去爛呼呼的，他找到我，我說你這是腎陰虛，斂不住陽，以致虛火上炎，給他開了一些滋陰的藥，結果很快就好起來了。

再看鼻子。鼻子在中醫中叫「明堂」，《黃帝內經・靈樞・五色》寫到：「五色決於明堂，明堂者，鼻也。」它還有一個稱呼，叫「面王」，因為它正好位於面部中央，眼睛、耳朵、嘴巴都是以它為中線對稱的。中醫素有「上診於鼻，下驗於腹」之說，由此可見它在望診中的重要地位了。

按照《沈氏尊生書》的說法，鼻是屬脾的。你可能會感到奇怪，「肺開竅於鼻」，鼻子應該屬肺管才對，怎麼屬脾呢？從位置上來看，鼻在面之中央，中央屬土，所以鼻屬脾土。《醫學心悟》說得更準確些：「鼻準屬脾土。」「鼻準」指的就是鼻尖，所以相學上它又叫「準頭」。大家看鼻頭這個部位都是軟骨，可以上下左右移動，這跟土的性質是不是很相似？脾、肺與鼻的關係，就好比你在土裡埋下一粒種子，後來它發了芽。這個「芽」是在土跟種子合力的結果下才產生的。種子就相當於肺，芽則相當於鼻子，因為芽就是它生命力的延續，就是它的「竅」，而土就是脾了。沒有土，就算有種子，這芽也是發不出來的。有些脾胃不好的人，他有一個症狀，就是鼻子不聞香臭，有也跟沒有一樣，原因就在這裡。所以說，從鼻子上就可以看出脾胃的症狀來，比如有些人噁心嘔吐或腹瀉之前，鼻子尖兒上就會冒點汗；有些人鼻頭發青，這說明肝氣太過，橫逆脾胃，這時需要用一些瀉肝膽及補脾胃的藥；有的人鼻尖發黑，這是因為腎水旺，反過來壓制住了脾土，專業術語叫「腎水反侮脾土」，以致腎的顏色顯現出來了，這時就得趕緊吃點健脾的藥補補脾土。

然後就是兩側的臉頰了，左頰屬肝，右頰屬肺。中醫是本於陰陽的，「左右者，陰陽之道路也」，左為陽，右為陰，所以你看排隊時，都是男左女右，看相時也是男看左手，女看右手。肝為木，它是升發之氣，屬陽，所以它生於左；肺象金，主收斂，屬陰，所以藏於右。所以中醫上有種說法，叫「肝熱病者，左頰先赤……肺熱病者，右頰先赤」。如果你左臉老感覺發燒，就有可能是肝的毛病，右臉老發燙，則是肺的毛病。

大家看，一張臉就把人的五臟給聯繫起來了，所以臟腑功能好，臉色才能好。不信的話你去看看剛出生的嬰兒的臉，他們的臉特別的潔淨，沒有斑，也沒有痘，就像光滑的綢緞那樣漂亮。當他們斷奶開始進食後，五臟六腑的功能就會顯示出來，這時臉色就會有所變化。隨著年紀的增長，這種變化也就越大，比如出現痘、斑、皺紋等。

有個成語，叫「洗心革面」，心主五神，面又繫五臟，將心「洗」了，將面「革」

了，相當於裡裡外外換了一遍，是個全新的人了！我們在勸人改過自新時經常會這麼說。健康不好時，「洗心革面」一番也是大有益處的。現在就教大家一個辦法，很簡單，就是乾洗臉。你別看這個動作簡單，它能刺激到各個臟腑所管轄的皮膚，也就是說通過調外而達到調內的效果。《導引經》就說過，以手摩面「令人面上有光澤，似為神仙色彩」。要注意的是整個面部要全部「洗」到，額頭、左頰、右頰、下巴等都不能漏掉，每天早晚各五十次。如果想效果好一些，可以用將桃花一百克、白芷四十克泡在酒裡，密封一個月製成藥酒，然後用掌手搓著藥酒擦，還能祛斑，長期堅持，絕對比你用化妝品的效果要好！

【燃眉之急】

「攢眉折腰」形容眉眼低垂、曲背彎腰的神態；「雙眉緊皺」的人則必定心事重重；「喜上眉梢」形容一個人的喜悅之情溢於言表。有了這麼一雙眉毛，人們的表情也豐富了許多。正因如此，人們才喜眉、愛眉、畫眉。而「燃眉之急」，也就成了天大的急事！

一位仁兄，酷愛旅遊，一生閱景無數。問他什麼樣的景致才算得上是美景，答曰：「有山有水。有山沒水，過於剛硬；有水無山，又過於柔媚。古人的詩說得明白：『山是眉峰聚，水是眼波橫。』山水齊聚，就像女子的眉眼，脈脈含情，是最能勾人心魄的！」聽完此言，我才恍然大悟。

「眉」在甲骨文中寫作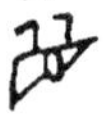，大家可以看出，這是個象形字。《說文解字》解

釋：「眉，目上毛也。」所以生活中我們經常「眉毛」並稱。天生一對「柳葉彎眉」無疑會給你的容顏增色不少。如果眉毛生得比較弱、雜亂，就得通過後天補救了。絕大多數人只知借助於美妝，其實，內在的調理才是最重要的。

中醫認為，人的頭髮、鬍鬚、眉毛生長是否旺盛，毛色是否漂亮，與人體的臟腑經絡是有聯繫的。《壽世保元・鬚髮》就有「大率髮屬於心，稟火氣，故上生；鬚屬於腎，稟水氣，故下生；眉屬於肝，故側生」的說法。也就是說，頭髮屬心，心為火，火苗一般都會竄得很高，所以「火曰炎上」，人的頭髮都是向上長的；再說鬍鬚，鬍鬚屬腎，腎為水，水往低處流，所以「水曰潤下」，人的鬍子都是向下長的。但兩種人沒有鬍子，一是女子，另一種人就是古代的宦官。這是因為「男子腎氣外行，上為鬚，下為勢」。「勢」指的就是男子的「睪丸」，女子跟宦官都沒有睪丸，所以也就不長鬍鬚了。但他們卻有眉毛，這說明眉毛是不屬腎的，眉屬什麼呢？屬肝。肝為木，樹木總會生出許多的枝杈，所以我們的眉毛也是錯綜橫生的，不像頭髮、鬍鬚那麼有條理。正是因為鬚、髮、眉所聯繫的臟腑不同，從它們的狀態，就可以判斷出一個人臟腑功能的強弱來。比如有些人眉毛、鬍鬚不白，但頭髮白，這說明他心主血的功能出了問題；有的人頭髮、鬍鬚都白了，但眉毛卻不白，這說明他的心、腎功能都弱了，但肝氣卻很充裕。

有的人眉毛特別濃，也就是我們通常所說的「濃眉大眼」，這樣的人看上去特別有精神。有的人眉毛特別稀、特別淡，或是半截眉毛，不化妝根本不敢出門。眉毛的濃密跟什麼有關呢？《黃帝內經》說：「美眉者，足太陽之脈血氣多，惡眉者，血氣少也。」也就是說，眉毛的濃密與否與膀胱經的關係密切。膀胱經氣血足，眉毛就濃密有光澤，就漂亮；反之膀胱經氣血不足，眉毛就稀少、黯淡，就難看。你可能會說，眉毛不是與肝有關的嗎，怎麼這裡又扯上膀胱經了呢？眉屬肝是從五行的角度來講的，它是稟木氣而生的。但是眉毛是否濃密，就得看氣血了。打個比方，如果將眉毛看做灌木叢的話，那氣血就相當於水源，土地有了水源的滋潤，禾苗才能生長，這叫「水草豐美」；若是水流枯竭，植物就生長不起來，地面上也就「寸草不生」了。人體也是這個道理，氣血就是人身體的「水源」，氣血滋潤於裡，毛髮生長於外。你看身上長毛髮的地方，都是氣血比較旺的地方。氣血是通過經絡來運輸的，經絡就像一條條河流，把氣血運達全身各處。「灌溉」眉毛的是膀胱經，膀胱經起於內眼角的睛明穴，向上過眉中，再向後走頭頂。所以，膀胱經的氣血是否充足，決定著眉毛的濃密程度。如果你的眉毛稀疏，首先要做的就是打通膀胱經，讓它的氣血旺起來。

怎麼打通呢？膀胱經是走後背的，沿著督脈的兩側而行，所以我們可以用「捏脊」的辦法來激發膀胱經的氣血。具體做法是：將拇指與食指、中指指腹相對，食指、中指在前，拇指在後，捏住脊椎兩邊的皮膚，慢慢向前撚動推移。每捏三下，向上提一下，這叫「捏三提一」，這種手法的刺激性最強。如果你嫌麻煩的話，可以拿個健身錘輕輕敲打後背，沿著膀胱經的循行路線一直敲打下來。沒事就可以敲，既可以解乏，又可以疏通氣血。

此外，加上穴位刺激，效果會更好。眉毛處集中著多個穴位，如眉頭的攢竹、眉中的魚腰、眉梢的絲竹空和太

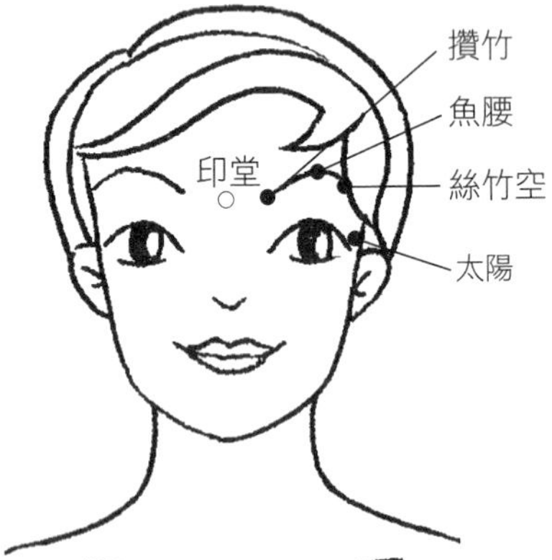

圖十八　眼周穴位

陽，還有眉間的印堂，刺激這些穴位，就可以起到促進眉部血液循環的效果。怎麼刺激呢？將雙手的食指和中指併在一起，將指腹置於兩眉中間的印堂穴上，然後自眉頭向兩邊的眉梢推，一直推到太陽穴的位置，如此反覆三十次。長期堅持，便可取得效果。

這是內調，還可以加上外敷。取一些新鮮的蜂王漿，將其塗抹在眉毛稀疏的部位，可以起到促進毛髮生長的效果。

此外，還要注意保持情緒的平和。我們說了，眉屬肝，所以它跟人的情緒關聯是很大的，許多人在生了很大的氣後，眉毛出現脫落，就是這個原因。《瘍瘍機要》就記載了一個案例，一男子因為大怒，導致眉毛頭髮都脫落了，就是因為「髮屬腎而眉屬肝」。肝火一盛，精血就受到了消耗，所以才會導致毛髮的脫落。對於這種情況，可用六味地黃丸加柴胡、梔子、黃柏來治療。

中醫講「有諸內而形諸外」，一對漂亮的眉毛不僅給人以美感，也是健康的標誌。從現在起，讓我們行動起來，養好眉毛，為自己的美麗和健康加分吧！

【人老珠黃】

一雙明眸向來是衡量女子美貌的標準。而「人老珠黃」，則流露出對年華易逝的惋惜。眼睛為何也經不住歲月的磨礪呢？中醫有「五輪學說」，也就是眼球的各個部分對應人體的不同臟器。而「珠黃」正是人體臟腑虛衰的標誌。

「人老珠黃」在生活中通常是用來形容女性容顏變老、青春不再的狀態。清代張貴勝就在《遣愁集》中說：「人老珠黃，春殘花謝。」聽起來似乎有幾分淒婉。這裡的「珠」原意是指珍珠，意思是說，人老了，就像是蒙塵的珍珠一樣不值錢了。但現在也有人將「珠」理解為眼睛，這樣解也說得通。大家知道，老年人的眼睛看上去都很渾濁，像是蒙了塵似的，遠沒有年輕時的「明眸善睞」。所以人們喜歡用眼睛的變化來衡量一個人是否年輕。

其實，在日常生活當中，我們總喜歡說「這個人看起來怎麼這麼沒精神啊」。這精不精神其實就是從眼睛表現出來的。一個人睡醒了沒精神就叫「睡眼惺忪」。一個人神采奕奕的一定是有雙「炯炯有神」的眼睛。相信大家都發現了小孩子的眼睛通常都是很乾淨、很清澈的，而且又黑又亮，讓人一見了就非常喜歡。但是，老年人則不同，他們的眼睛通常都是黃而混濁。從現代醫學的角度來分析，原因就是人的眼球表面有一層薄薄的透明的結膜。因為人上了年紀，眼睛經受長期的紫外線和粉塵等物的污染，就會產生色素沉著。色素在結膜層沉積形成塊狀黃斑，於是就造成了眼球上有暗黃色的物質微微凸起，黑眼球也會變得很混濁。

中醫則會從另一個角度進行分析。中醫關於眼睛有一種五輪學說，也就是眼球的各個部分對應人體的不同臟器。所謂的「五輪學說」其實指的是瞳仁屬腎，稱為水輪；黑睛屬肝，稱為風輪；兩眥血絡屬心，稱為血輪；白睛屬肺，稱為氣輪；眼瞼屬脾，稱為肉輪。而眼睛的神主要體現在黑眼球上。所以一個人如果肝功能好，黑眼珠就會很黑，瞳孔明亮，人自然也就顯得很有神，清澈明亮。比如小孩子由於腎氣充足，肝腎功能好，精氣充足，所以瞳孔就很亮。

現在，不是只有人老了才會「珠黃」，有很多年輕人也過早地進入到「人老珠黃」

這一隊伍當中。為什麼呢？因為在現代社會中，尤其是年輕人需要每天都對著電腦工作很久。而且有很多人還喜歡每天熬到很晚才睡覺，這樣就會耗傷肝血。眼睛得不到滋養，就會提前衰老，出現眼睛乾澀、視力下降等現象，自然就加快了「人老珠黃」的速度，或許人還沒有老，眼睛就已經先「老」了。

所以我們要從當下開始，養成良好的生活習慣，比如不熬夜、按時睡覺等。長期堅持自然會對眼睛有很多好處。除了好的生活習慣之外，食療也是重要的養生方法。這裡我就給您推薦一款豬肝枸杞蛋花湯。做這款湯需要枸杞子二十克、龍眼肉二十克、豬肝三百克，外加鮮雞蛋一個和胡蘿蔔二個。做的時候首先將豬肝洗乾淨。將胡蘿蔔切成丁放在一邊備用，然後將鮮雞蛋打散在碗中備用，鍋中加入適量的清水煮開，再將胡蘿蔔、枸杞子、龍眼肉、豬肝一起放入沸水中，先用大火煮十分鐘，再用小火煲二小時，最後打入蛋花，加入調味料就好了。

這款豬肝枸杞蛋花湯具有很好的補眼養眼的功效。因為無論是枸杞子或是豬肝都是養護眼睛的上好食材。豬肝在中醫裡是歸肝經的，具有補肝明目、養血的功效，而枸杞子也具有補腎益精、養肝明目的功效，長期堅持食用可以對眼睛起到的很好的保護作用，尤其對於上了年紀的人來說，如果不想「人老珠黃」，就趕快動手做一做吧。

除了食補之外，還可以通過每天按揉四白穴來保護眼睛。四白穴也就是《針灸甲乙經》中說的：「在目下一寸，面骨顴空。」按的時候可以坐在地上，全身放鬆，兩眼輕閉。先把左、右食指和中指併攏對齊，分別按壓在鼻翼上緣的兩側，然後食指不動，中指和其他手指縮回呈握拳狀，食指所在的位置便是四白穴。每天堅持按五十次。長期堅持有明目的功效。

其實有一種最自然的「眼藥水」在生活中常常被大家忽略，那就是眼淚。在人們的傳統思維中認為流眼淚是不堅強的表現，而且哭完之後，紅腫的眼睛讓人覺得不好看。其實眼淚適當地流一流對眼睛是有好處的。因為淚水中不但含有殺菌酵素，可抵抗外來細菌，還可潤滑眼球。當有異物進入眼睛的時候，眼睛還會反射性分泌淚水，這樣就可以把異物沖出去，起到保護眼球的作用。因此如果在生活中眼睛出現了乾澀等不舒服的現象，不妨試著擠幾滴眼淚出來。

一雙清澈靈動的明眸不僅是美麗的象徵，也同樣是健康的象徵。我們不能因為一時的懶散而將養生置之於腦後，這樣毀掉的不僅是美麗，還有身體的健康。

【面黃肌瘦】

對於中國人而言，健康的膚色應該是「黃欲如羅裹雄黃，不欲如黃土」。大家都以為雄黃是黃色的，其實雄黃以橘紅色為多見，色澤呈檸檬黃色的，則被稱為「雌黃」。也就是說，人的面色是黃中帶著點紅，而這種色澤是含而不露的，如同白絹裹著一樣，這才是健康的膚色。

雖說中國人生來就是黃皮膚，但卻並非越黃越好。如果你的膚色過於發黃，那肯定是生病了。什麼才是健康的膚色呢？《黃帝內經》認為：「黃欲如羅裹雄黃，不欲如黃土。」雄黃就是硫化物類礦物雄黃的礦石。漢魏醫家吳普稱：「生山元陽，故曰雄，是丹之雄，所以名雄黃也。」這就是「雄黃」名字的來歷。說到雄黃，大家肯定會認為它的顏色是黃色的，其實，雄黃的顏色以橘紅色為多見，而色澤呈檸檬黃色的，則被稱為「雌黃」。所以「羅裹雄黃」是說皮膚就像白紗裹著雄黃一樣，黃色中夾雜著血色，有光澤。其他的，比如黑中透紅、白裡透紅，這都是健康的顏色。如果你的面色很純淨，不帶血色，黃的就像黃土，白的就像白紗，黑的如黑炭，那就是病色了。我們形容某人營養不良或有病的樣子時常用一個詞——面黃肌瘦，說的就是這種病態的黃色。

人的臉色為什麼會發黃呢？中醫認為，這和脾胃有關係。人的臉色分為「常色」和「病色」，「常」就是正常的意思，指的是正常人的膚色。但即使是正常人，膚色也是不同的。比如我們亞洲人以黃皮膚的居多，歐洲人以白皮膚的居多，而非洲人則大多膚色黝黑。這種區別是由於種族、生活環境的不同而造成的，並不是病態的表現。中醫上管這種情況叫「主色」。另外，就算同一個人，他的面色也是會有改變的，比如你三四歲大時與現在的膚色肯定不一樣，你因生氣而面色鐵青時與平時的臉色也不一樣，這種隨著年齡、情緒而改變的面色，我們稱之為「客色」。無論是「主色」還是「客色」，都是一種正常現象，皆非有病。除以上兩種情況外，還有一種情況面色會發生改變，就是邪氣入侵臟腑，這就是「病色」了。臉色發紅說明病在心，臉色發青說明病在肝，臉色發白說明病在肺，臉色發黑說明病在腎，臉色發黃則說明病在脾。

人的先天是什麼？是腎精。這是我們一生下來就具有的，是父母遺傳的，它就相當於人體的「根」。但是要發育長大，光有「根」還不行，還需要後天的滋養，在人體當中，擔當起這個職能的是脾胃。食物吃進去以後，經過脾胃的消化、吸收、運化，就化成氣血了。氣血向上榮於面，向下灌溉四肢百骸。如果你的脾虛了，氣血無以生化，心血不能榮面，面色就會像枯了的植物那樣出現萎黃、淡黃，沒有光澤。還有一種情況，就是病人不僅臉色發黃，而且有輕度浮腫，臉上的肉又黃又鬆軟，就像剛烤好的麵包一樣。這種情況說明脾不僅虛了，體內水濕也很嚴重。水濕上行於面部，就會使面部浮腫。中醫管這叫「黃胖病」，主要是由體內寄生蟲引起的，治療的關鍵在於健脾利水、驅蟲。

還有一種情況，不僅臉黃，眼睛也黃、小便也黃，這就是黃疸了。雖然現代醫學將其歸為肝膽病範疇，但中醫卻往往從脾論治。《金匱要略・黃疸病脈證並治》就有「黃家所得，從濕得之」的論斷。《丹溪心法・疸》也有「疸不用分其五，同是濕熱」的說法。所以治療黃疸，關鍵就是祛除濕熱。從中醫五行的角度來說，脾為土，肝為木，土可生木，所以脾為肝母。母強則子壯，母弱則子衰，肝膽疾病多是由脾胃累及所致，因此養好脾胃，脾運化水濕的功效正常，濕熱之邪自然可去了。

此外，還有的人不僅面色黃，而且十分瘦弱，這就是我們所說的「面黃肌瘦」了。這種人無論怎麼吃都胖不了，原因就在於他的脾胃功能太弱，吃什麼都消化不了，人自然也就胖不起來了。

那麼怎麼養脾呢？最好的辦法就是按時吃飯。現在一些女孩子為了減肥，經常不吃主食，只吃一些寒涼的水果，這樣就會使脾臟受損。脾臟受損對於女性的危害更大，為什麼這麼說呢？因為女性要生育，要哺乳，要來月經，而這些都離不開氣血。你把脾傷了，氣血生化無源，月經、胎、產等環節都會出現問題。所以女孩子千萬不要為了減肥而拼命節食，那樣等於是「飲鴆止渴」，對身體的傷害是極大的。

脾胃已經受傷了怎麼辦呢？有一味中成藥，叫補中益氣丸，是從金元時期著名醫家李東垣創製的「補中益氣湯」中演化而來的。我曾經遇到一位病人，他患有輕度的脫肛，我給他開了補中益氣丸吃，吃了一個多月就吃好了。不過丸劑藥效較緩，可以請醫生給你開些補中益氣湯。他根據你自身的症狀在原方上進行加減，效果會更好。

此外平時還應該多吃一些健脾的食物，如山藥、茯苓、蓮子、大棗、陳皮、桔梗、薏苡仁等。總之，將脾養好，才能告別「面黃肌瘦」，讓你重新變得美麗動人。

【人心如面】

中醫有專門的「望診」，所謂「望」望的就是人的氣色。中醫認為「心，其華在面」，所以通過觀察一個人的臉色，就可以判斷出心臟的健康狀況。

「人心如面」這個成語的意思是說每個人的面貌不相同，每個人的思想也如同面貌一樣，各不相同。關於這個成語我可以給大家講一個小故事，這樣您就會對這個成語意思的理解更深刻了。春秋時期，鄭國的上卿子皮想要用尹何做大夫，但是這個提議遭到了大家的拒絕，原因是尹何從來沒有做過官，也過於年輕。鄭國的另一位大臣子產向子皮建議說，由於尹何太年輕，如果讓他做大夫反而會害了他，因為這就如同讓一個沒有經驗的人切肉，結果就是肉沒有切成反而傷了手，不如讓尹何趁著年輕多學習學習，將來才會成為一個更有用的人，更好地服務於鄭國。子皮很贊同子產的說法，於是決定以後有事一定找子產商量，但子產卻謙虛地說，人的想法就像每個人的外貌一樣，各不相同，我的意見只能作為參考而已。

如果我們用中醫的角度去分析人心如面，也是同樣的道理，心的健康狀態完全可以從人的面部表現出來。中醫認為「心，其華在面」，也就是說心的健康狀況與面部的顏色變化是同步發生的。面色紅潤與否是衡量心是否健康的關鍵。

那麼心與面色之間的關係到底是什麼呢？我們可以先從面色本身來分析。正常人的面色是紅而微潤的，那點「紅」在裡面藏著，並不完全顯露出來。面色之所以呈現紅色，是因為面部的血液充盈。如果一個人的氣血不足，他的面色就不是紅的了，而是「面白如紙」。「潤」則說明血脈暢達，所以才有光澤，所謂血脈暢達也就是血要「活」，只有氣血流通順暢，才能在心氣的推動下流於面部，使面部看起來紅潤。這也就是中醫所講的「心主血脈」的根本意義。所以一個人如果心血不足、心氣不旺就會出現面色蒼白的現象。

在生活中，人的面色問題在女性身上更為常見。尤其是當女性青春不再的時候，常被人們稱為「黃臉婆」。女性一生要經歷很多特殊的事情，比如月經、胎孕、產育以及更年期等，這些都需要耗費大量的氣血。而人們只是習慣性地任歲月把氣血都消磨殆盡，卻沒有意識到加以補救，日久就造成了氣血不足，面部自然就沒有光彩了。

既然心與面的關係如此密切，那麼想要容顏俏麗，關鍵就在於養心。我這裡給您介紹的是黑驢肉。這個方子出自於元代飲膳太醫忽思慧所撰的《飲膳正要》，是補氣益血的名方。做這道菜需要黑驢肉一斤，另外還需要適量的豆豉、黃酒、食鹽。做的時候首先將驢肉沖洗乾淨，切成塊，然後再將鍋內加入適量的清水，將驢肉放在鍋中，加入豆豉、黃酒、食鹽，用旺火煮沸後改用小火，煮至熟爛就可以吃了。

據《飲膳正要》記載，此方是「補血益氣之方」。原因就是驢肉乃「血肉有情之物，大能補血益氣」。什麼是血肉有情之物呢？我們都知道自然界中有動物與植物之分，在中醫中，這種區別就被劃分為血肉有情之品與草木無情之品。為什麼這麼說呢？因為動物本身是富有感情的。比如你養的一條小狗，它會有喜、怒、哀、樂等種種感情，但你養的花就不會有，所以說動物「有情」、草木「無情」。最早提出「有情、無情」概念的是孫思邈，他認為血肉有情之品的補益作用尤為突出，如豬、牛、羊、狗等畜獸類。清代名醫葉天士更認為：「血肉有情，栽培身內精血。」所以，在補人體的精血時，動物食品比植物食品要好，同時還可以起到補氣、補血、補陰、補陽的作用，所以這裡用驢肉再合適不過了。而用豆豉作為輔料，有清心除煩的功效，兩者合用補血益氣功效非常顯著。為什麼要加入黃酒呢?大家知道,肉類食品一般會有一股腥味,這裡加入黃酒就可以去腥,再者,黃酒性大熱,具有「行藥勢,通血脈」的功效,也就是說黃酒在這裡對食物的滋補效果達到了推波助瀾的作用,同時又可以疏通血脈,是這道藥膳中的好助手。

如果你是工作節奏較快的上班族,沒時間做這道菜的話,不妨多吃些櫻桃,櫻桃不僅是人們喜歡吃的水果,還是補氣血、養顏色的佳品。可能對於櫻桃這個作用人們並不瞭解,在《圖經本草》中就有櫻桃「食之調中益氣,美顏色」的記載。除此之外,明代的蘭茂所著的《滇南本草》也論述了它的保健功效:「治一切虛證,能大補元氣,滋潤皮膚。」所以夏日不妨多買點櫻桃吃一吃,既補氣血又養顏,一舉雙得。

花兒之所以美麗是因為花冠豐富而鮮豔的色彩,人亦如此,紅潤白皙的面部也是一種健康的色彩和象徵。在匆忙的都市生活中人們往往忽略掉了這一點,尤其是女性朋友,經常抱怨自己的面色不夠完美,忙著去美容院護膚,殊不知只要從正確的養生方法著手,就可使您的膚色既紅潤又健康,何樂而不為呢!

第八輯

腳

人體起點，健康重點

千里之行始於足下

腳踏實地

一腳不移

舉足輕重

手舞足蹈

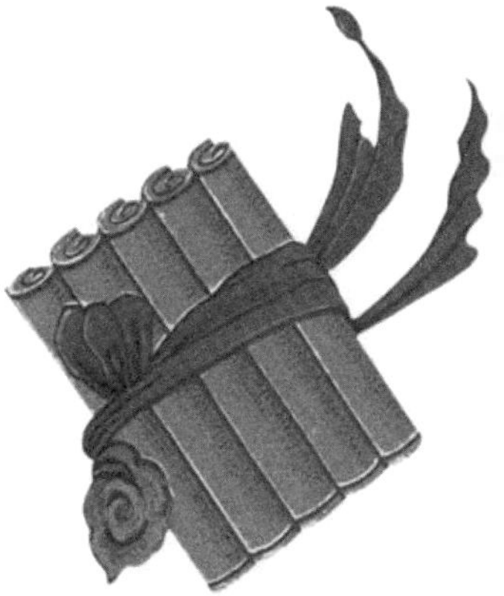

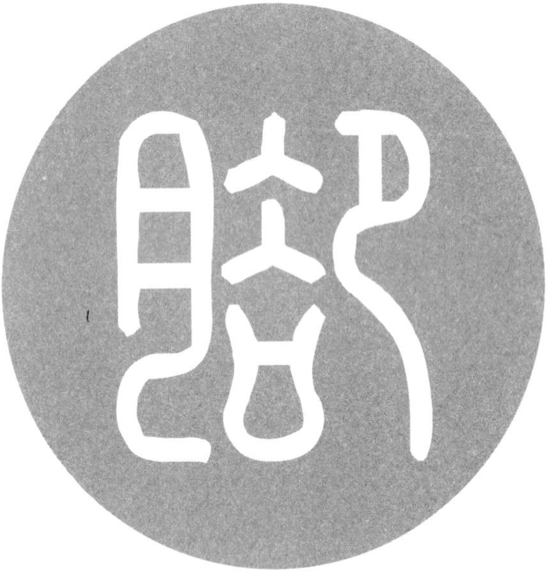

【千里之行，始於足下】

「九層之台，起於累土；千里之行，始於足下」的智慧之語，千百年來成為人們的精神嚮導。這句話也同樣給了我們一個養生的道理，那就是要保護好我們的雙腳，因為，不管走多遠的路，都要從雙腳邁出的第一步開始。

「千里之行，始於足下」這個成語的意思是說一千里的路程，是從邁出的第一步開始的。這句話出自於《老子》的第六十四章，原文是：「合抱之木，生於毫末；九層之台，起於累土；千里之行，始於足下。」是用來比喻做事情的成功，是從小到大逐漸累積起來的。

腳是人體最重要的器官之一，它就如同大樹的樹根一樣支撐著人的身體。只有樹根堅實，樹才能茁壯成長。所以我國的醫學典籍就有「人之有腳，猶似樹之有根」的記載。

腳是人體的「根」，人體一半的經絡都在此處匯集。《黃帝內經》指出，人體足部有三條陰經和三條陽經。三條陰經分別是脾經、肝經、腎經，三條陽經分別是膀胱經、胃經、膽經。具體一點說，腳就像人體內部的交通樞紐站，各條經絡都往這裡延伸。再者，腳上除了有這些經絡之外，還有幾十個很重要的穴位，這些經絡和穴位像城市的交通網一樣，聯繫著人的五臟六腑、四肢百骸。生活中有些人喜歡做足療，為什麼？就是因為足療是通過對腳底各個穴位的按摩，來達到對整個身體的保健作用。雖然刺激的只有腳這個部位，但卻會感到全身舒服。與足療一樣，泡腳也可起到刺激腳底穴位的作用，從而達到祛病驅邪、滋補元氣的效果，比如在水中加入花椒、艾葉、紅花、玫瑰等，既能保健，又能治病，所以，在中醫學中才有「上病取下，百病治足」的說法。

既然腳對健康如此重要，我們自當好好愛惜。腳部的保養其實以保暖最為重要。一千四百多年前，藥王孫思邈的《千金翼方》中就有「足下保暖」的養生名言，中醫理論認為「足為腎所主」，又由於腳處於人體下方屬陰，而寒又屬於陰邪，所以腳是寒邪侵犯人體的主要途徑之一。這也就是為什麼有句話叫「寒從腳下起」，腳部一旦受涼，寒邪侵犯雙腳之後就會影響到心臟，甚至引起胃痛，造成月經不調、行經腹痛，發生腰腿痛等病症。

寒邪侵入到身體不僅會對身體內部造成傷害，而且也會對身體表面造成傷害，最典型的外在病症就是凍瘡。這種病在冬天最為常見，尤其在北方地區，一到冬天，手和腳被凍得又紅又腫，嚴重的還會導致皮膚糜爛。凍瘡不僅難以根治，而且每到冬天還特別容易反覆發作，不僅影響了雙腳的美觀，還給生活帶來了極大的不便。

凍瘡是一種冬季常見的疾病，那造成凍瘡的原因到底是什麼？從中醫的角度去解釋，就是由於這些患病的人體內陽虛，也就是陽氣不足造成的。外面天氣一冷，陽氣不足就會造成氣血運行不暢，凝滯脈絡，時間一長肌膚就會失去養分，導致陰寒長久伏於脈絡，凍瘡也就反覆發生。那麼，有什麼好的治療方法嗎？這裡就給您介紹幾種既簡單又實用的好方法。

如果您在剛剛凍瘡初期，可以把生薑十五克、辣椒十五克、白蘿蔔三十克用水煎，用煎好的水沖洗患處，每日三次。倘若凍瘡已經潰爛，可以用蜂蜜六十克，再加入豬油十五克，將兩者攪勻調成膏狀，塗敷患有凍瘡的地方，每日塗抹二～三次。

但這只是治表，去不了根。如何去根呢？中醫講「未病先防」，所以想防治凍瘡，最好在夏天就著手，這也就是中醫中常常用到的「冬病夏治」。《素問・四氣調神大論》中就曾提出「春夏養陽」的治療法則。也就是根據陰陽四時消長的變化來治病。一般而言，人體陽氣在春夏季節生發旺盛，在秋冬季節收斂衰弱，所以「冬病夏治」就是借助於自然界中陽氣的生發，使凝寒之氣被化掉，再配合以藥物外搽、穴位敷貼等治療手段，達到鼓舞正氣、驅逐宿邪、溫經散寒的目的。人體陽氣充沛，抗寒能力就會增強，這就大大減少了冬季發病的可能。除此之外還可使陽氣在體內儲存起來，體內的陽氣儲備充足，冬季也就不會輕易被嚴寒所傷了。

夏季防治凍瘡可以選用成熟的紫皮獨頭蒜，把外皮剝掉，然後將它搗成泥，再在陽光下曝曬使它變得溫熱，之後將蒜泥薄薄地塗在冬天容易患凍瘡的部位。這樣每日塗三～五次，連用五～七天。當年冬季您就不怕再被凍瘡困擾了。當然如果找不到紫皮獨頭蒜，普通大蒜也可以代替使用。

雖然蒜是夏季裡治療凍瘡的首選，但是，需要提醒的是，由於蒜的刺激性比較大，敏感性皮膚的人必須要酌量使用，並且如果有不舒服的症狀就要立刻停止使用，千萬不要繼續堅持了。

【腳踏實地】

「腳踏實地」是一種生活的態度。「腳」踏「實」地，就是要經常將我們的雙腳釋放出來，偶爾赤著腳在土地上走一走，讓我們雙腳的每一寸肌膚，都能親吻到大自然母親溫暖的氣息。

「腳踏實地」這個成語在日常生活當中，通常是用來形容人的做事態度，比喻人做事踏實、認真、不虛浮。其實這個成語是在宋英宗時期用來形容司馬光工作態度的詞。因為當時司馬光負責主編《資治通鑒》，他不畏艱辛，廣泛收集材料，潛心研究了很多歷史書籍，花費了很大的心血，終於把二百九十四卷的《資治通鑒》編撰完成。後來因為他反對王安石的變法而來到了洛陽居住，洛陽的邵雍評價他是一個腳踏實地的人。

這個詞除了形容人做事踏實外，還體現著腳與人體健康的關係。人有腳，就好像樹有根，所以才有一句話叫「人老腳先衰，養生先養腳」。腳對於人體來說為什麼這麼重要呢？這就可以從我們今天所講的「腳踏實地」這個詞語本身講起。

「腳踏實地」這個詞的兩個關鍵字是「腳」與「地」。「腳」與「地」之間會有什麼關係呢？因為人在走路的時候是使用腳在地面上行走的。用古代人所講的話就是腳「接地氣」了。什麼是地氣呢？中醫認為天屬陽，地屬陰，所以地氣又被稱作「陰氣」。地氣滋養大地，我們平時所吃的食物都是天氣與地氣轉化而成的（古代哲學的角度）。

其實「接地氣」這一說法在我國古代就有哲人研究過。他們認為，天地之機在於陰陽之升降，天為陽氣，地為陰氣，一升一降，太極相生。《素問・生氣通天論》說：「陰陽乖戾，疾病乃起」，「陰平陽秘，精神乃治」。這句話的意思是說，如果人體內的陰陽之氣不平衡，人就會生病；相反，如果人的體內的陰陽之氣能夠處於一個平衡的狀態，兩氣調和，生命之氣就會旺盛、充盈，這樣人的身體也就自然而然地健康了。而大地就彷彿是一個發電廠，能源源不斷地輸出豐富的陰氣。所以經常「腳踏實地」，可以使蘊含在大地之中的陰氣通過湧泉穴進入到人的體內，從而達到養陰的作用。

舉一個生活中的例子，就可以讓大家更具體明白「接地氣」的重要性。比如說現在大家都喜歡在室內養一些花草，放在陽臺或是屋內作為裝飾。但是有一個現象就是花盆裡養的花無論怎樣「百般呵護」，看起來都是弱不禁風的，生長的速度也很慢。而生長在地上的花朵恰恰相反，不僅長得非常茂盛，而且在惡劣的環境也很容易生長，特別頑強。其原因就是生長在地上的植物「接地氣」了，吸收了大地之氣，所以比花盆內培育的花朵生命力頑強得多。人體也是一樣。很多農村的老人壽命都比較長，因為他們大多住平房，可使天氣與地氣相接，生命力自然也就旺盛了。

其實，「接地氣」的說法不僅符合我國古代養生哲理，更為當代科學所證實。現代科學研究表明，人的身體其實是一個導體，所以可以吸收靜電。越是氣候乾燥的地方，人的體內積存的電壓就越高。一旦人體內的靜電積壓到沒有辦法釋放出去的時候，就會在人的體內「搗鬼」，從而干擾到人的情緒，最終導致人失眠、煩惱。當代社會當中電磁波是無處不在的。而外界的電磁波會干擾到人體內的生物電。由於這種干擾人們會患上很多種疾病，出現失眠、胸悶、頭暈目眩等症狀，而且還有一些具有週期性的疾病。比如說，一個週期性痲痺病人會非常準確地七天癱軟一次。其實，古代早就有人觀察到這種現象。劉純就在《短命條辯》裡說：「病家不接地氣，故陰陽不通。是之陽氣自行消長，而症候隨之消長。囑病家每日赤足走路，半時辰即可。」也就是說，每天讓病人赤著腳走上一個小時（古代一天分為十二個時辰，所以這裡的「半個時辰」也就是現在的一個小時），就不會出現這種症狀了。所以，喜歡赤腳在地上玩耍的孩子相較於喜歡穿著鞋子的小孩來說更健康、結實。還有就是人們來到海邊的時候喜歡光著腳走在浪潮中。每每這個時候總會感到心曠神怡、身心舒適。原因就是此時我們的腳與地是「親密接觸」的，既承天氣，又承地氣，自然也就感到既舒暢又舒服了。

生活中有種扁平足，也就是俗稱的「平板腳」，它最大的特點是沒有足弓。大家都知道，正常的雙腳是腳掌部位形如弓狀，這弓狀的部位被稱作足弓。足弓猶如一座前寬後窄的微型「拱橋」，當腳放在地面的時候，在足內側緣與地面之間可插入一根手指。足弓可以很好地保護地面對整個人體關節的震盪、對大腦的震動，能夠讓大腦很好地發育。而扁平足的人是沒有足弓的，他們站立時，往往是足底全部貼地，這樣的人有一個特點，就是不適合長途跋涉，走的時間一長腳就會感到疲乏，嚴重的連跑或是長時間走路都困難。由於沒有足弓，身體的彈性也會降低，關節也極易受損，久而久之會發生創傷性關節炎。扁平足還會引起足外翻、內八字等多種疾病。

而對於扁平足患者來說，最大的危害卻是影響到了人體「接地氣」，因此才會引發各種疾病。健康的腳由於有足弓，所以在接觸地面的時候，腳與地面之間是存在於一定空隙的，這樣就會對地面有很好的吸附作用，使地氣可以通過湧泉穴源源不斷地進入人體。但是扁平足恰恰相反，雖然扁平足在表面上看來整個腳掌都接觸地面，但是其實由於沒有了足弓的空隙，反而不能很好地吸納地氣，由於吸收地氣有限，因此對身體造成傷害也是肯定的了。

建議扁平足患者可以經常赤腳在鋪滿鵝卵石的小徑上走一走，因為吸納地氣最重要的穴位就是足底的湧泉穴，這樣做對穴位可以達到很好的按摩作用。而且經常赤腳鍛煉還可以防治足癬、雞眼和足部軟組織炎症。尤其對於孩子來說，經常讓足底直接與泥土、砂石接觸，不但有益於足底皮膚的發育，鍛煉足底肌肉和韌帶，而且還有助於促進足弓的形成，避免或減少扁平足的發生。

不過這裡還要提醒您，在赤腳鍛煉的時候千萬要選好地方，儘量在陽光充足的地方行走，避免在潮濕陰寒的地方行走。因為大家都知道，「寒從腳生」，陰寒的地方濕氣很重，很容易引起腰頸椎疼痛、腹瀉、胃腸道不適等症狀。所以我們在「接地氣」的時候也千萬要選擇好地方，避免弄巧成拙。

扁平足雖然不好，但是也不要害怕。針對於扁平足患者我專門給您介紹一種保健的小方法。就是每晚在閒暇的時候，坐在床上或是地板上，用手掌擦摩腳背和腳底三到五次後，再用手指或掌根揉動腳背和腳底，最後逐一伸拔腳趾，兩隻腳各做一次。每天堅持按摩可以達到改善足部的血液循環、消除肌肉疲勞的作用。對防治兒童和青少年扁平足具有一定的效果。

除了堅持按摩之外，扁平足患者不宜穿有跟的鞋。因為鞋跟具有力學功能，可以使重力線由腳跟向前移動，增加足弓和前腳的壓力。鞋子最好以合腳、鬆軟為佳。

人與大自然是一個統一的整體，人不可能與自然隔絕而生，「腳踏實地」的養生方法就是將我們的雙腳釋放在大自然當中，讓它可以自由自在地「呼吸」，讓大自然的力量輸入體內，為我們的健康助一臂之力。

【一腳不移】

腳是人的生命之根，養護好「根」是健康高枕無憂的前提。腳更被稱作是人體的「第二心臟」，所以，讓健康從養護好雙腳開始吧。

「一腳不移」這個成語的字面意思是一動不動，所以它通常被用來比喻堅定不移。其實，這種態度在養生當中更是應該被用到，只有堅定不移、持之以恆才能取得顯著的效果。

腳是人的生命之根，《黃帝內經》對於腳就有「根者，本也，部位在下，皆經氣生發之地，為經氣之所出」的記載。經氣指的就是運行於經絡部分的「氣」，足見我國古代的醫者已經知道腳對於人體的重要性了。人們更是用自己的智慧發明了各種保護腳的方法，比如《世本》有一個小故事說，在黃帝的時候有個名叫於則的臣子，發明了用麻編織的鞋子，人們從此不用再赤腳走路而有了鞋子穿。這樣做雖然減少了腳部皮膚受到擦傷的可能性，但是那些發生在腳上的內部病害卻沒有解決，比如說讓人頭痛不已的腳癬頑疾。

什麼是腳癬呢？如果您發現腳趾或是趾縫之間出現了很多小水皰、丘疹或糜爛，這多半就是腳癬了。患有腳癬的地方通常是皮膚濕潤、發白，水皰潰破後會有黃水滲出，而且這種疾病還具有從感染部位向四周擴散的特點，慢慢地還會出現脫屑的現象。

得腳癬的一個主要原因是人的腳趾縫的趾間縫隙很小，而且人的腳由於經常處於行走或是其他的運動狀態之中，所以極易出汗。而由於穿鞋襪的原因，汗液又一時難以蒸發，這樣就給真菌的繁殖提供了很好的空間。因此，中醫還把腳癬稱為「腳濕氣」，是「暑熱之氣」引發了腳的「毒氣」，於是有人便稱之為「腳氣」或「腳氣瘡」。所以夏季是腳癬的高發季節，因為夏季氣候濕潤，正好給真菌的滋生帶來了溫床。而且這種疾病的發病率在男性中更為多見一些。因為男性的腳部相對於女性來說更是總會被包裹的嚴嚴實實。所以對於得了腳癬的人來說，平時儘量穿透氣性好的鞋襪是大有必要的，免得造成腳癬進一步嚴重化。

腳癬是一種令人頭痛的疾病，因為這種病往往纏綿難癒，表面看不是什麼致命的大病，但是一旦感染了，不但給我們的生活帶來很大的不便，還有可能成為危急病症，中醫叫「腳氣衝心」。這裡介紹一個治療腳癬的有效方法——用醋泡腳。醋經常被用作日常生活的調味品，具有很好的開胃消食和增進食慾的功效。除了上述的功能之外，醋對於殺菌、消毒和防腐去穢來說更是效果突出。比如流感盛行時，有經驗的老人就會在家裡熬點醋，讓醋的氣味充滿房間，其實就是利用醋的殺菌作用。古代的人雖然不知道什麼是細菌，但是他們卻發現了醋的藥用價值。據考證，《傷寒論》中治療咽瘡的「苦酒湯」中的「苦酒」就是古代的醋，原文記載：「苦酒苦酸，能消腫斂瘡。」

既然腳癬很大程度上是由真菌引起的，醋又是專門殺菌的，那麼用醋來治療腳癬就再合適不過了。那我們要怎樣應用呢？其實很簡單，就是每天晚上在盆中倒入清水，按一比十的比例加入食醋，再將患處浸泡在醋中，每天泡一次就行。連續使用，就可以起到治療腳癬的作用。而且效果非常好。

其實除了用醋泡腳是每天必須要做的之外，如果再搭配著吃豇豆赤豆粥效果就會更明顯了。因為用醋泡腳只是消除「外患」，吃豇豆赤豆粥則是清除「內賊」，內賊是什麼呢？濕邪。得腳癬的主要原因就是「濕」，既然它是因濕而起的，那麼，就應從祛濕著手。做這款粥的時候需要用到豇豆、赤小豆、大米，在做之前將豇豆、赤小豆用水泡軟，各用一把就可以，然後再抓一把大米，洗淨備用，然後向鍋中加入適量的清水，把豇豆、赤小豆、大米倒入鍋中一起煮，直到煮熟為止，每天吃一兩次就可以，連續服用半個月。此粥中用到的豇豆和赤小豆都是祛濕解毒的有效食材，也是治療腳癬水腫的首選。豇豆和赤小豆的祛濕解毒功效在古代醫藥典籍中都有相關的記載。《醫林纂要》認為豇豆能「補心瀉腎，滲水，利小便，降濁升清」，赤小豆性平，傳統醫學經常用其來行水、利氣、健脾。所以這款粥就是利用豇豆和赤小豆的「祛濕解毒」的原理來治療腳癬的。

【舉足輕重】

中國人歷來講究內涵，因此，我們不能只愛外露的「臉」，更要講究和關愛內在的「腳」。只有「足」夠健康，才能一身健康。健康之行，始於「足」下。

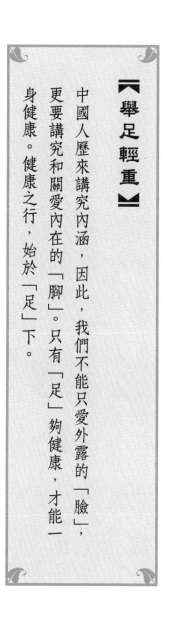

「舉足輕重」是說腳稍微移動一下，就會影響兩邊的輕重。形容所處地位的重要，絲毫舉步都會影響全域。故事出自《後漢書・竇融傳》。

東漢時有個將軍叫竇融，他原是西漢末年王莽新建政權下的將軍，後投降劉玄，為張掖屬國都尉。在劉玄的短暫帝國敗亡後，竇融便聯合酒泉、敦煌等五郡，割據河西，號稱河西五郡大將軍，成為西北部一支強大的割據勢力。漢光武帝劉秀取得政權，中原局勢趨於穩定，這時竇融想歸附劉秀，派長史劉鈞攜帶珍寶拜見劉秀。而劉秀也意識到，目前對他威脅最大的，便是西南的公孫述和西北的隗囂和竇融，且三人聯合起來，對大漢天下極為不利。所以他很高興接受了竇融的請求，不僅給予了封賜，還給他寫了一封信，信上說：「方蜀漢相攻，權在將軍，舉足左右，便有輕重。」「蜀」即指蜀郡太守公孫述，說現在除朝廷和竇融外，還有益州的公孫述和天水的隗囂，他們都想野心勃勃地稱霸。在此情勢下，竇融的地位至關重要，對統一天下有著關鍵作用。

可見劉秀認為，竇融的選擇至關重要，如果偏向他一步，便萬事大吉，反之，則後患無窮。這是用人的足部來比喻對身外之事所造成的影響。而對身體本身而言，「足」的重要性更不能小覷。如果把身體比作一棵大樹，面目五官和毛髮肌膚是茂盛的枝葉，體內經絡是吸收和輸送養分的枝莖，那麼雙足就是樹的根基。正如古人所講：「人之有腳，猶如樹之有根。樹枯根先竭，人老腳先衰。」

腳為什麼這麼重要呢？因為在人體的十二經脈中，有六條經脈在腳上循行。它們分別是足三陰經（足太陰脾經、足少陰腎經、足厥陰肝經）和足三陽經（足陽明胃經、足太陽膀胱經、足少陽膽經）。雙足要踏在大地上，正如樹將根紮入土中汲取營養。「地為陰」，所以足部是足三陰經的起點，足三陰經起於足部，經下肢內側到腹部再止於胸部。「天為陽」，足三陽經則起於「天」，這裡的「天」指的即是「頭

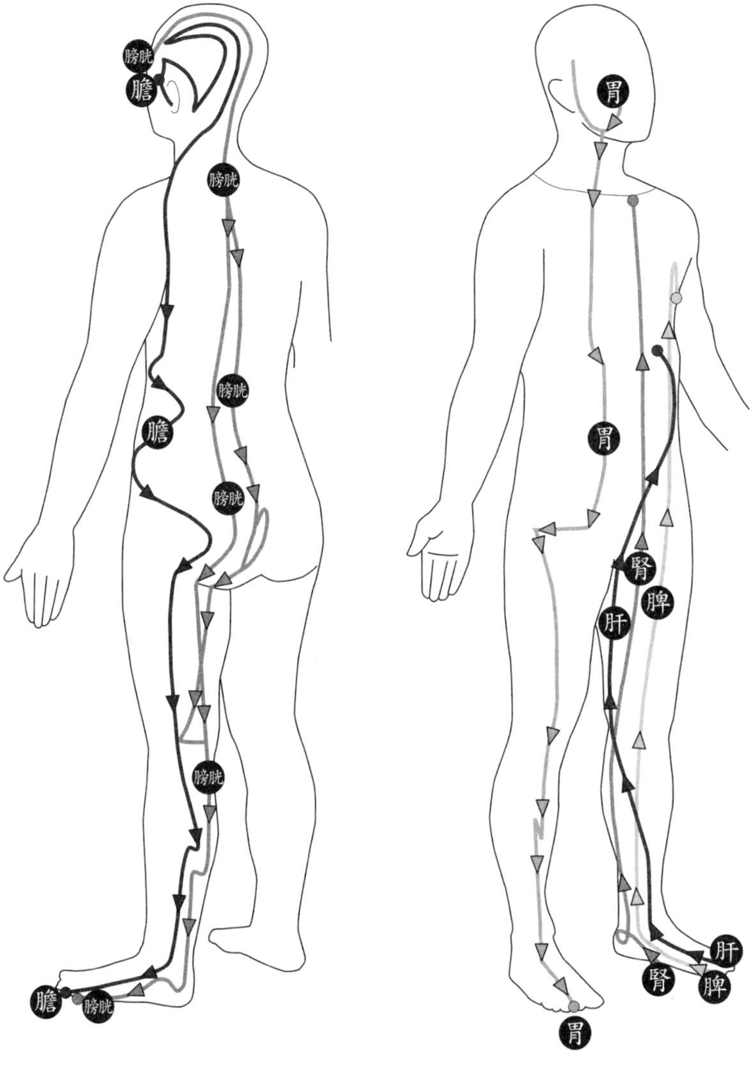

圖十九　足三陰經：足太陰脾經、足少陰腎經、足厥陰肝經
足三陽經：足陽明胃經、足太陽膀胱經、足少陽膽經

部」。足三陽經三條經脈由頭部經軀幹部和下肢外側，止於足部。這就是所謂的「足三陰經起於足，足三陽經止於足」。

那麼這六條經脈具體是怎樣循行的呢？「表為陽，裡為陰」，所以腳面上，足三陰走內側，足三陽走外側。脾經在足大趾上，咱們就先從這裡說起。在腳裡側足大趾外側，趾甲角旁〇．一寸處，是脾經的起始穴位隱白穴，為脾經的井穴。井穴一般在手和腳上，是人體末梢的地方。「井」字很特別，有八個頭，指向四面八方，而井穴也是氣血的生發之地，有起始源頭之意。雖然這的氣血薄弱，但卻是蓄勢待發的。這裡是脾經上治療月經過多、崩漏之證的要穴。如果女性出現了月經淋漓不盡、崩漏，可用艾條在隱白穴上方一．五公分處施灸二十分鐘，每日三至四次。崩漏停止後，可繼續灸兩天加以鞏固。這就是隱白穴健脾統血的效果。足大趾容易出現的一種症狀就是外翻，大趾趾根向外側傾斜，夏天穿涼鞋很不美觀。其實這是脾經出了問題，脾陽收攝不住，外散造成的。這時要活動足大趾來生發脾氣，要選擇舒適的鞋子，而不能為了使腳看起來秀氣漂亮，再去選擇瘦小的鞋子，把腳趾緊緊箍一起，反而對大趾趾骨更不利。

同時經過足大趾的還有肝經。在足大趾靠近第二趾的一側，甲根邊緣二公分處，是足厥陰肝經的起始處大敦穴。氣血在這裡表現出肝木的升發特性，按揉這裡，可以解除身體疲倦、情緒焦躁或神智不清爽，是讓人精神煥發、神清氣爽的好辦法。因為疏肝理氣的作用強，大敦穴也用來治療女子崩漏和痛經，可以配合隱白穴一起灸。肝開竅於目，目受血而能視。雖然足大趾距離眼睛很遠，但肝經的氣血從大墩源源而上。當眼睛感到疲勞時，多動動大腳趾，或晚上在家經常揉捏這裡，對保護視力是非常輕鬆有效的辦法。可見多活動、按揉足大趾，既能健脾又可疏肝。

再來看第二趾、第三趾。為什麼要把它們放在一起說呢？因為胃經在它們

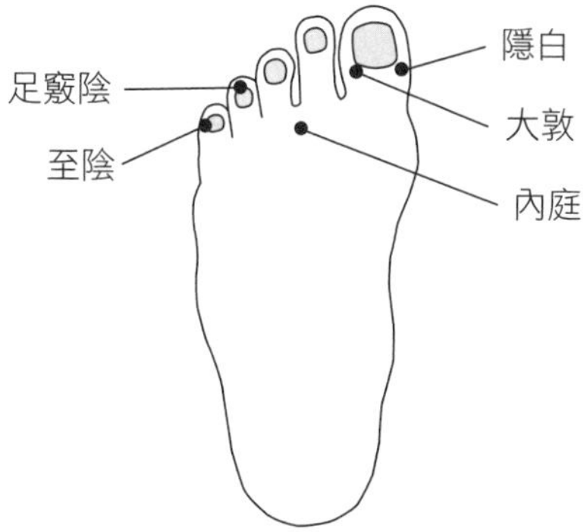

圖二十　腳趾穴位圖

上面循行。足陽明胃經主要走第二趾，但它在腳趾上有三個分支。其一便是足背第二趾、第三趾之間，趾蹼緣後方赤白肉交際處的內庭穴，是胃經上的滎穴。看到這個「滎」字，我們就知道這個穴位和水有關，有「以水救火」之意，所以它能清胃火，像胃熱口臭、牙痛、喉嚨腫痛，都可以按揉這裡。另外一支入中趾即第三趾的外側。還有一支，終於足大趾的隱白穴與脾經交會，陽明胃和太陰脾就這樣在隱白穴上完成了一次陰陽交通，體現了脾胃相表裡的關係。因為胃經走第二趾和第三趾，所以胃不好的人，可以經常活動鍛煉第二趾、第三趾，在家的時候，沒事就練習用第二趾和第三趾夾東西，可以提高胃腸功能。

再來說第四趾，這裡是膽經經過的地方。足少陽膽經經外踝沿足背，到第四趾外側端，止於足竅陰穴。這裡是膽經的井穴，按揉此處可以清膽熱，用於目痛、高血壓、肋間神經痛，防止便秘。

最後是小趾。小趾上走的是膀胱經。足太陽膀胱經起於內眼角兩側的睛明穴，經頭頂向後、向下走，止於小趾端的至陰穴，在小趾外側趾甲角旁。針灸這裡可用於女子胎位不正，效率很高。

腳上五趾和五條經絡都講完了，為什麼沒有腎經呢？足少陰腎經的首穴在腳心處的湧泉穴，它是腎經在小趾下，與膀胱經相交過來的。腎經之氣發於腳心，正符合它屬水的特性，就像泉水從泉眼裡冒出來灌溉周身。湧泉是補腎的要穴，經常按揉這裡，可用於失眠、多夢、頭暈、腰膝酸軟等症。據說藥王孫思邈就是每天揉按腳底，按摩湧泉穴，這也是他長壽的秘訣之一。

我們腳上的穴位有六十多個，這裡只是簡單介紹了腳上的幾個重要穴位，主要想讓大家知道腳對於健康的重要性。它和手一樣，同是人體的末梢，氣血容易不足，而且離心臟這個「君主」遠，所以它比別的地方更需要養護。

還有一點需注意，大家在愛護雙腳的同時，也不能怠慢了腳踝。泡腳時，洗腳水最好能沒過腳踝。因為腳部有「人的第二心臟」之稱，腳踝則是血液在腳部流動的重要關口，它作為重要關節，對節氣變化十分敏感，不能受寒，天冷了就要給它保暖。

「足」向來就有充沛、富足之意，這正和我們把腳比作樹的根基，樹身樹冠可以從這裡吸取無限養分的用意不謀而合。如果大家都能養護好這個根基，健康的大樹就不愁枝繁葉茂了。

【手舞足蹈】

喜為心之志，如果我們高興，我們心經的氣血也會暢通無阻。而心腎為人體一個陰陽平衡的整體，心經走胳膊和手，腎經走腿部和腳，於是，人在高興之時，也就有了「手舞足蹈」。

當一個人心裡很高興或十分得意的時候，常常會手舞足蹈，這是人類高興時的一種外在表現，早在《詩經》裡，便有了關於「手舞足蹈」的描繪。原文在《詩經・周南・關雎・序》中為：「詩者，志之所之也，在心為志，發言為詩。情動於中，而形於言；言之不足，故嗟歎之；嗟歎之不足，故永歌之；永歌之不足，不知手之舞之，足之蹈之也。」什麼意思呢？其中「永」通「詠」，大意是說，詩歌是人志趣的體現，心中的志趣，用語言抒發表達出來，就成為了詩歌。心中感情受到激發，就用語言表達出來；言語表達不夠充分，就會發出讚歎；而讚歎仍不足以抒發情感，就歌唱；歌唱仍不能表達，就不知不覺揮動起手來，腳也踢踏起來，藉此抒發內心情感。「手之舞之，足之蹈之」後來就演變為「手舞足蹈」。

「舞」不難理解，就是說兩隻手動起來。《說文解字》裡對「蹈」的解釋是「踐也」，「踐」又為「履也，從足戔聲」，「履」是「足之所依」，指鞋子，所以「踐」就是穿著鞋子踩、踏。「蹈」同樣是用腳踩、走動之意，比如「循規蹈矩」，就是遵循老規矩，走以前的老路子。除了頓足踏地「踩踏」，「蹈」再引申一步就是跳動，這就是我們說的「手舞足蹈」了，就是高興或得意地手亂舞、腳亂跳。

手舞足蹈原是人高興時的一種情態，現在也表示得意時的一種狂態。人在歡喜得意之時，為什麼會手腳並舞呢？這其中的道理，主要存在於人之七情與臟腑氣血的關係中。

中醫認為，人的精神活動與臟腑密切相關。同時它把人的情志變化分為喜、怒、憂、思、悲、恐、驚七種，稱為七情，分屬五臟。其中喜、怒、思、憂（悲）、恐（驚）合稱五志，與五臟相對應。這就是《素問・天元紀大論》裡說的：「人有五臟化五氣，以生喜、怒、思、憂、恐。」《素問・陰陽應象大論》裡認為心「在志為喜」，所以喜為心之志，喜的情志由心所主。比如我們把高興也說成「開心」，就是說喜能讓人心氣舒緩條達，人就顯得輕鬆愉悅，這就是「喜則氣和志達」。

既然是「五臟化五氣」，才生出了五志，那麼人的情志活動，必須靠臟腑的氣血和精氣作為物質基礎；另一方面，臟腑氣血的變化會影響情志的變化。比如一個人容易發怒，我們都說他是「火氣大」，「火氣大」怎麼理解呢？肝主怒，就是肝臟的氣血太盛了。在五行裡，肝屬木，在生理功能上，表現為草木一樣的生發之氣，如果肝臟的氣血太盛，只生發，不收斂，這股氣就要發出來，所以人憤怒的時候，我們說「生氣」或「發火」。如《素問・調經論》中講的：「血有餘則怒。」《靈樞・本神》裡也有肝氣「實則怒」的說法。這便是臟腑氣血的盈虧對情志的影響。

另一方面，人的精神活動依賴於臟腑的氣血和精氣。這裡我們要說的是，情志要依靠臟腑氣血去體現。怎麼體現呢？這與中醫所講的經絡有很大聯繫。因為人體的經絡是行氣血、通陰陽、聯繫臟腑的通道和載體，分屬於五臟六腑。所以高興或生氣，不只是與你的氣血有關係，它還會在經絡上體現出來。拿剛才所講的「肝主怒」來說，肝的經脈稱為足厥陰肝經，它循經的部位非常廣，幾乎從下貫穿而上。下起於足大趾，中間經過臟器，然後上連目繫到達頭部巔頂。因為肝經順應草木的生發之氣，往上走，所以人一發怒肝的氣血就往頭上衝，這也是有人生氣後容易頭痛的原因，像有高血壓的人一生氣氣血上頭，容易因血壓升高發生眩暈，甚至暈厥。

再來看「手舞足蹈」。心在志為喜，喜入心，人一興奮，心經氣血就會通達，心經是分佈於胳膊和手上的，並且火性是炎上的，這時人就會不由自主地向上揮胳膊。

那和「足」又有什麼關係呢？這要先從腎和心的關係來看。在人體的臟腑中，心和腎的關係非常特殊，宏觀上體現著人整體的陰陽平衡。為什麼這樣說呢？按照五行學說，心屬火，火為陽，居上；腎屬水，水為陰，在下。常規上是火往上升、水向下流的，但我們的身體需要讓心火下降去溫暖腎水，使腎水不寒；而腎水必須上濟心陰，制約心陽，使心火不至於過亢，這樣才能達到水火相濟、陰陽平衡的狀態。這就是中醫裡重要的「心腎相交」原理。一旦出現了心腎不交，腎水斂不住心火，虛火就會在上面飄著，人的心就安定不下來，出現失眠、多夢、口乾少津、精神恍惚等症狀。

另外，還有腎藏精、心藏神之說，兩者之間有精神互用的關係。一是腎中之精能化氣生神，為氣、神之源。比如我們平時會說人要有精神，怎樣精神才好呢？腎中精氣要足，這樣人就頭腦清楚，心思敏銳，活靈活現。相反腎虛的人肯定就會精神不好，在腎虛的症狀裡，就有頭暈、眩暈等，而且腎主恐，腎精不足，人就膽小。二是神能控精馭氣，為精氣之主。也就是心神能夠左右人的精氣，如《類經・攝生類》說：「雖神由精氣而生，然所以統馭精氣而為運用之主者，則又在吾心神。」簡單說就是人的神志清爽、舒暢，就不會有各種慾望和邪念來損耗體內精氣，從而使精氣得養。這就是積精可以全神，神清可以控精。

除此之外，心腎在經絡上也有連接絡屬。心腎同屬少陰經，循行路線也相互交通。足少陰腎經的主脈挾舌本，「舌本」是人體部位的名稱，也就是指舌根。舌為心之苗，說明腎經連心。而且它的支脈從肺出，絡心，然後注入心胸中。腎中元陽通過溫煦氣化作用，使腎陰通過經脈上升至心，從而水火相濟，心腎得以相交。《中西匯通醫經精義》裡也說：「足少陰腎，其支出絡心，以見心腎相交坎離互濟之義耳。」手少陰心經雖並不與腎經直接相連，但它從心系上肺，足少陰之脈也入肺，肺司呼吸，主一身之氣，心腎兩脈在肺中使氣機升降清濁得以交換，心腎之間的水火陰陽隨之交流。

由此可見，不論在水火互濟、陰陽平衡還是在精神互用和經脈絡屬等方面，心腎聯繫都十分緊密，是一榮俱榮、一損皆損的平衡整體。因此心在經絡上表現出「喜」時，也把這份「好心情」傳給了腎。

可是在人體之中，走腿部和足部的經脈那麼多，為什麼單是腎經與「足蹈」有關呢？因為腎經與腳的關係最密切。腳主要和兩條經脈——腎經和膀胱經有關。它們一個始於足部，一個抵於足部，並在此相交，體現了相表裡的關係。在我們腳心有一個穴位，叫做湧泉，這是腎經的首穴。腎屬水，腎經之氣就像源泉之水，從這個地方湧出，灌溉全身。所以說腎經是起於足的。中醫上有「喜則氣緩」的說法，其中「緩」通「渙」，有發散、渙散之意。也就是說，人高興起來，經脈裡的氣血是向外散的。並且陰主凝聚，陽主開散，心屬火，心氣遇「喜」像陽光一樣向外伸展，所以才有了「手舞足蹈」之象。而人在寒冷的時候，整個身子蜷縮在一起，這是因為「寒則氣收」，一遇冷氣就凝聚，所以經脈裡的氣血都往裡聚集。

不過話說回來，正常情況下，喜是一種好的情緒，有利於體內氣機的宣發，這時體內氣血就像小溪流一樣緩緩流動。可一旦歡喜太過，這時就不再是手舞足蹈了，因為「渙」的程度加深了、嚴重了，過度的喜會使氣一下子散掉。像過年過節的時候，很多老年人突發心臟問題，就是因為子女都回家團聚，過喜造成心氣渙散，削弱了心臟的功能。所以，情志的調養是養生中很重要的一部分內容，只有把情志控制好了，我們才能在品味人生的喜怒哀樂的同時，走穩健康的康莊大道。

國家圖書館出版品預行編目資料

成語中的養生智慧／王鳳岐著. -- 一版. --
臺北市：八正文化, 2012.08
面；　　公分

ISBN 978-986-88218-4-2（平裝）

1. 中醫　2. 養生

413.21　　101015680

成語中的養生智慧

定價：350

作　　者　王鳳岐
封面設計　方舟創意整合有限公司
版　　次　2024 年 9 月一版四刷
發 行 人　陳昭川
出 版 社　八正文化有限公司
108 台北市萬大路 27 號 2 樓
TEL/ (02) 2336-1496
FAX/ (02) 2336-1493
登 記 證　北市商一字第 09500756 號
總 經 銷　創智文化有限公司
23674 新北市土城區忠承路 89 號 6 樓
TEL/ (02) 2268-3489
FAX/ (02) 2269-6560

歡迎進入～
八正文化　網站：**http://www.oct-a.com.tw**
八正文化部落格：**http://octa1113.pixnet.net/blog**

本書如有缺頁、破損、倒裝，敬請寄回更換。